10万人の心の病を診てきた医師が教える

120歳まで「悩まずに」生きる方法

元気に

精神科医
浅川雅晴

ロング新書

前書き

「一二〇歳時代に入った」と騒いでいるが……自分はどうすれば良いのだろう！

考えても処理と整頓が思いつかない。

悩まなくて毎日が楽しく過ごせるならば楽なのにと思う。

「健康と節約と認知症予防とお金を貯める」


一二〇歳まで生きるとなると、お金と健康と認知症予防は、特に心配事の重要な課題である。


誰に相談して良いのか、「プライベートの問題」なので悩んでしまう。

そうした人達のための本です。

悩まずに一年過ぎるたびに、自分に自信が持てるなら、生きている意味をありがたく思える本になっております。

ここで言えるのは、自分の歳を数える暇がないという状況こそが、最高の健康法だということです。同じ人生なら楽しくやらなければ損をしますから。

毎日を楽しく、そして歳を気にしないで生きて欲しいと思う願いで書かせていただきました。

全体を月別に分けました。一年一二カ月を元気に生きる実践法をお役立ていただければうれしく思います。

浅川 雅晴

もくじ

一月　年のはじめは長生きと安全を考えよう　37

二月　個人個人が身を守る月にしよう　51

三月　幸せになる暗示をかけよう　77

四月　体の中に眠る才能探しをしよう　93

七月　大人の夏は要注意　149

八月　熱中症・事故を防いで暑さを乗り切ろう 163

九月　若返りをめざそう 183

十二月　自分で幸せの扉を開ける　229

プロローグ
第二の思春期を充実して過ごそう

「いかに一日を楽しく過ごすか」を考えることが元気につながる

人生一二〇歳時代を迎えている今、心と体が健康でいることが財産になってきている。

高齢者であっても、毎日が楽しくなればお金を使うことが少なくて済む。

人は、面白くないから、面白いことを求めて買い物をしたり、食べ歩きをして、無駄使いをする。そのあげくに体調を崩してしまい、病院で治療費まで払うことになる。

それだけではない。

一日が面白くないと言うことは、つい酒に手がいくきっかけになる。そこで、お金が出ることになる。そして体を壊すことになっていく。

いかに一日を楽しく過ごすかを考えることで、心と体が元気でいるかにつながってくる。

お金を使わなくても楽しいことを考えると、人生が豊かになる。「人生一二〇歳時代」のポイントがそこにあると思っている。

そうは言っても、歳を重ねるたびに、楽しいことや面白いことが少なくなる現実がある。物事を知り尽くすと好奇心が減り、面白いことがなくなる。

朝起きると、「だるい！」「何もしたくない！」と思ってしまう。

そんな時こそ、面倒くさいと思っていることをやってみる。

●ゴミ出し

●使わないものをゴミに出し整理する。

仕分け作業をすると脳が活性化され、「だるいな！　ゆううつだなぁ〜」と思っていたことが、消えていく。

不思議なことに、「ゆううつだったのに……」と自分でもびっくりであるが……少し広くなった場所が、わくわく感に変化する。すると、脳からセロトニンが排出される。セロトニンが血液中に流れ出すと、すがすがしい気分になる。ゴミ出しと片づけが面白くなり、普段はぞうきんがけをしないのに、ぞうきんがけをしている自分がいておかしくなる。

面白いことがない時は、自分が変われるチャンスであるかもしれない。不思議な時間に足をかけている。誰もが、計算していない時の流れの中で、「チャンス」と「不幸」とが入り乱れているのだ。

誰もができる想像する力は、脳の前頭葉を刺激することになる。認知症を起こさないようにする作用と、若い人の物忘れ防止に前頭葉は関連している。

時の流れの中にチャンスと不幸が入り乱れている

どんなに賢い人でも、同時に三つのことをすると記憶があやふやになる。……例えば、「郵便局に行って、買物をスーパーでして、銀行に寄る」買物をしている時、何を買うのだったっけ……ということになる。

買物は何とか済ませたが……次にどこへ行くのだったっけ……と思っている二秒～三秒で交通事故や、ひったくりに合う。

事故が起こる時は、予期しない二秒～三秒の魔の時間にひっかかってしまうのである。

若い人も高齢者も、三つ以上の用事をする時は、おサイフに「用事をするメモ」を必ず入れて出かけよう。

用事メモがあることで、歩く人も、自転車で走る人も、余計なことを考えないで済む。脳が正しく働き、敏速な判断力で身を守れる。特に、車の運転をする時は、余計なことを考えないで、目的地へ向かうことだけを考えよう。

車の事故は睡魔に襲われて「命を落とす」ことが多い。時の流れには、多くの帯がかかっていて、睡魔が襲う。魔の時に、足をかけることがあるのだ。

体調の悪い時は、運転を控えるべきである。仕事で運転する時は、上司に叱られる覚悟で、仮眠を二五分とろう。

命があって働けるのだから、上司に叱られても、自分なりのルールを持つことが、自己責任につながる。そのことを強く求められる時代になってきている。

「慌《あわ》てる」ことは、魔の時間に足をかけることになる。三〇分早く起きると、余裕をもって支度ができる。今日一日をどう過ごすか、考えられるのだ。

夕べ、飲み会に行った。ギリギリまで寝る。駅で、走って乗り換えをする。人にぶつかる。相手が悪かった。カサで殴《なぐ》られた。片眼を失明する。

そんな目に遭遇した人がいる。自分のせいで、慌てることは、大事故につながってしまう。

幸せになれるかどうかは自分の選択で決まる

誰も朝は眠い。三〇分早く起きる努力をすることは、「幸せと希望の時の帯に足をかけている」ことになるのかもしれない。何事をするにしても、先に想像すると、事故になりにくい。

想像力は、その人の人生を豊かにするだけではない。新しい自分と出会うきっかけが生まれる時である。

自分が「幸せになれるか？」「不幸せになってしまうか？」は、自分の選択で決まっている。

時の帯
・不幸……→になる時
・すがすがしい……→気分の時
・幸せになれるかもしれない……→希望の時
・想像もしない……→魔の時

流れゆく時の中で、誰も見ていないから、道路にゴミをポイ捨てする。誰も見ていなくても、見ている時の帯があり、出会わなくてもいいような悪い奴に出会うことになったりする。

誰も見ていなくても、ちょっとゴミを拾って、ゴミ箱に捨てる。心の余裕がある人は、本当に困った時に、他人に手を差し伸ばしてもらえたりする。

「他人に助けられる」それは、人が見ていない時も悪い生き方をしていないからである。

見えない強烈な力がある

夕暮れ迫る街かど。駅の改札付近で、抱き合う二人がキスをしていた。人が行き来するが、気にもしていない二人だけの世界に入っている。

横を小走りに走り去る僕は「どうか、そのままいつまでも仲良くしていてください」と祈った。

間違って、ある日二人に亀裂が入る。

恋愛だけではない。学校や職場でも同じことが起こる。

人の体を支えているのは、その原点に「感情面である心」がある、ということ

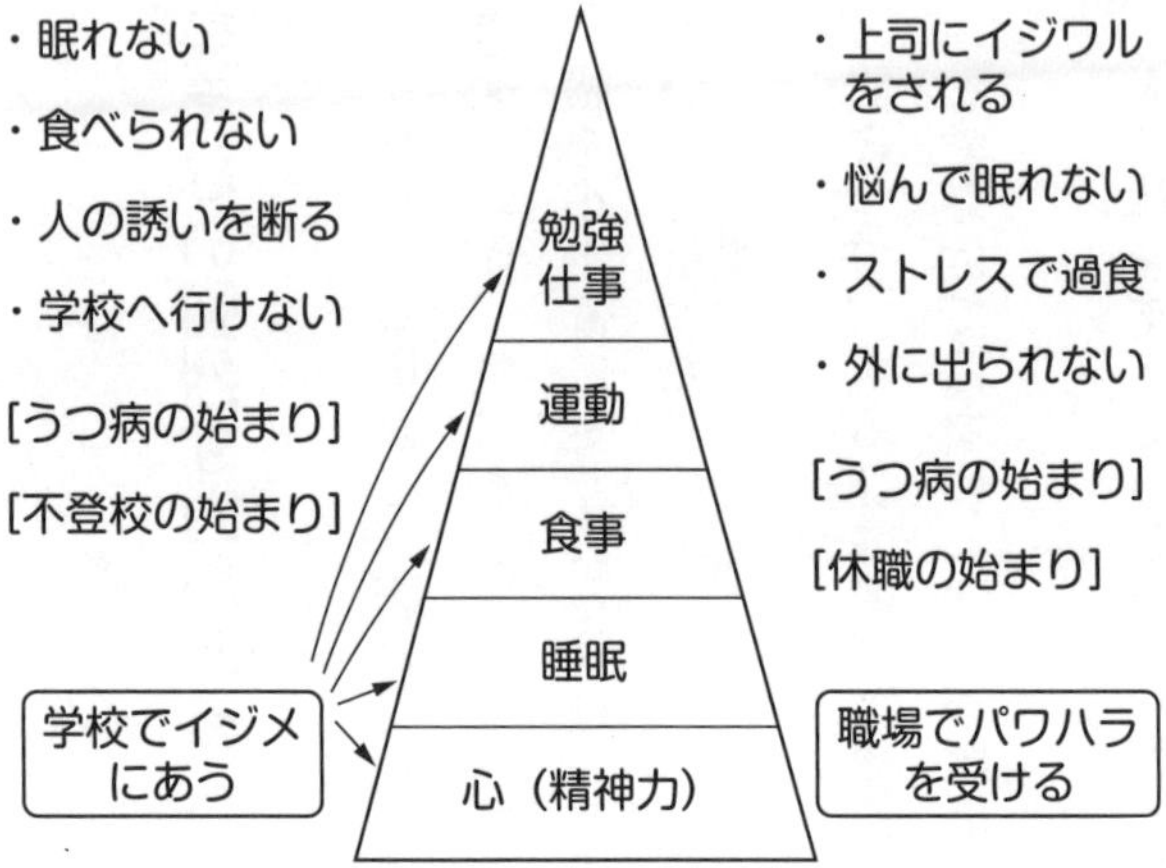
・眠れない
・食べられない
・人の誘いを断る
・学校へ行けない
[うつ病の始まり]
[不登校の始まり]
勉強
仕事
運動
食事
睡眠
心（精神力）
学校でイジメにあう
・上司にイジワルをされる
・悩んで眠れない
・ストレスで過食
・外に出られない
[うつ病の始まり]
[休職の始まり]
職場でパワハラを受ける

が計算されていない。

●感情面である心に亀裂が入ると、自律神経が乱れる

●自律神経は生命を維持している大切な所である。

自律神経が乱れると体に異変が出てくる。不快感や痛みは神経科、心療内科の薬で正常に戻そう。

失恋から動悸、不眠を起こす人が多い。次の恋をして、また、浮気をされるのではないかと不安な気持ちを持ったまま、日常生活をする。

そんな時、二度目の恋愛をする。「心

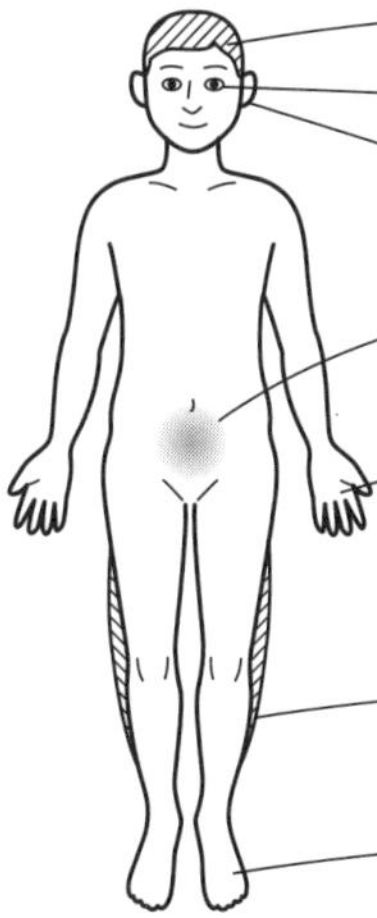
自律神経の乱れでおこる症状
頭痛
めまい
耳鳴り
腹痛、下痢
手の冷感
足のむくみ
足の冷感

身症の不安神経症」を出す。相手が浮気をするのでは？　と警戒する。相手が風呂に入っている時に彼のケイタイを見る。そんな行動をすることで、相手と心から話せなくなる。笑顔を見せなくなる。

楽しくない時間になることで、相手との連絡が少しずつ減っていく。

振られてしまう原因を自分で作ってしまう。日常を楽しく、明るくするには、自分の生命を維持する精神面（心）の在り方を見直すことが必要だ！

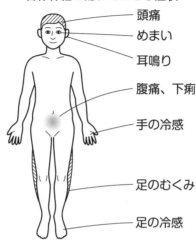

元気な人と認知症になる人との違い

個人差があるが、現在八五歳でも九〇歳でも、元気で街を歩いて買物をしている人達を見かける。

六〇歳、六五歳で定年退職しても、後三〇年間が残っている。だが、退職して、突然日常生活が変わってしまうため、認知症が増えている。

突然、生活が変わることによって、何をして良いかわからない。再就職してチャレンジするが、理想の職にめぐり会えない。帰宅する途中、公園のベンチでため息ばかりついてしまう。

そうした再就職先を探しているうち、「うつ病」になる人達が多い。うつ病と知らず、「つまらない、つまらない、昨日も今日も同じでつまらない」と心の叫びを誰にも話せない。うつ病を放置してしまう。認知症を呼び込む環境になっている。

定年退職後の半年から三年間は、要注意である。家族全員がケアーしても、認知症になると手が足りない。そうならないためには、退職後に楽しい目的、目標が必要である。

目的＝朝、決まった時間に起きる。

目標＝一日に決まって「運動や趣味」をする。

●菜園場まで歩いていく

●立ったり、坐ったりする作業

●収穫までの楽しみ

●自然を感じながら、手先、指を一日中動かすことで脳の活性化になる。指と足とを動かすので認知症予防になる。

手足を動かすことでテニスも良いが、相手がいなくては毎日できないので、すすめたいが難しい面がある。

だが、畑の草取りをしながら「声を出す」ことは毎日できる。「まったく！取っても、取っても三日で草が生える」と声を出すことで、脳の働きが良くなり、物忘れ防止につながっていく。

一日の目的や目標があると楽しい。

人の知らない、人が感じないところで体の中で生物時計が動いている。不規則やぼーっとしている毎日だと、生物時計が狂ってしまう。

生物時計が狂っていると「認知症や季節うつ病」になる。季節うつ病は、時差ボケの症状に似ている。また、船酔いのような症状が出たりする。

規則正しい生活をするために目的、目標があると、食事が美味しくいただける。

風呂に入る。「今日もよく働いたなあ～。明日は、もっと頑張ろう～」と、自然に明日の目的ができる。床に入る。ぐっすり睡眠がとれる。

朝起きた時、スッキリしている。眠っている間に、脳からセロトニンが出て、細胞の復活が行われていく。スッキリ感は、深い睡眠がとれた証である。

昨夜悩んで何度も目がさめた。何度もトイレに行った記憶がある。朝、重だるい、関節も痛い。「眠ったのに眠った気がしない」と感じる時は、睡眠で細胞復活ができていない。そのため「身体のだるさ」があって、昨日の疲れを継続したままになっているサインが出ているのだ。

●仕事で疲れた時、ランチタイムを利用し、一時間深い睡眠をとると良い

●特に、長距離ドライバーの人達は、安全な場所で、四〇分～六〇分の仮眠をとろう。

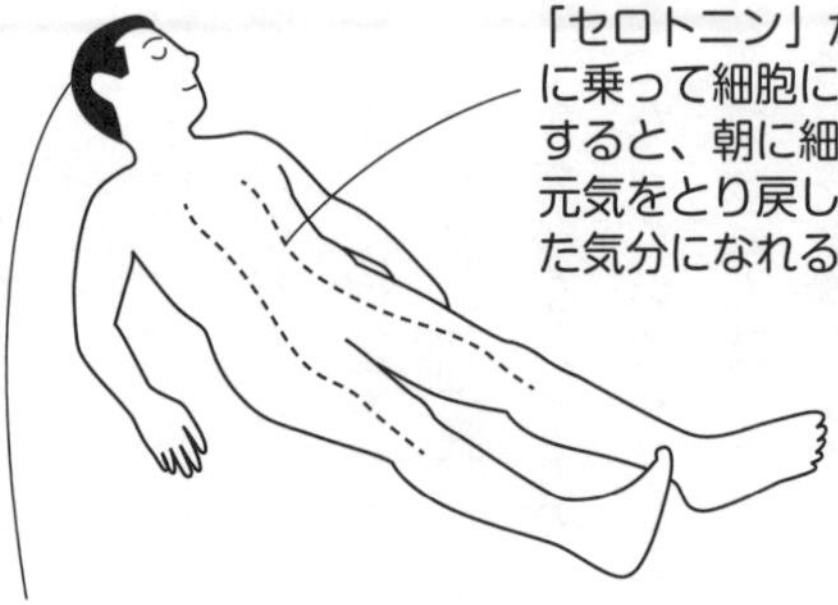
朝スッキリ起きられる
「セロトニン」が血液の流れに乗って細胞に届けられる。すると、朝に細胞が再生して元気をとり戻し、スッキリした気分になれる。
深い睡眠がとれると、脳でセロトニンが作り出される。特に夜中の12時前に多く作り出される。

体のサインを見逃さない

体は、病気になる前に、サインを出してくるのである。それを、見逃すか、見逃さないかで病気になるかが決まる。

わかりやすいのが風邪である。風邪をひく前から、関節が重い、痛い、だるいがくる。風邪を引くよ！　というサインを出してくる。

寝る前にやたらに食べたくなる。夜食を取る。眠くなる。床に横たわる。そのまま眠る。

内臓は夜食を処理する。眠っていても内臓は働き続ける。朝、体がだるい。免疫力が低下して、風邪の症状「咳、鼻水」が出る。

風邪を引きそうな時は、水分はしっかりとり、固形物は少し控えて、スープのような消化の良いものをとろう。「オニオンスープ」が良い。風邪を引く前の対策をとろう。

七〇歳、七五歳まで生きのびることで、人生の恵みを受けられ、老いが止まり第二思春期を迎えられる。

七〇歳からを人生のピークに持っていく

五年をかけて、日常の食事を見直すことで、第二思春期を楽しめるようになる。七〇歳から一二〇歳過ぎまでの三〇年間を、人生のピークに持っていっていただくのが、僕の願いです。

今までは、七〇歳、七五歳になると、死を迎える準備を一〇〇％しなければと考えていた。そこを見直す。

●死の準備二〇％
●生きる準備八〇％

にしよう、というのが、私が声を大にして言いたいことです。

第二思春期は、子供の頃に得意だった事柄を仕上げる作業を三〇年間でしたらいかがでしょうか。

実の所、もし自分が死んだら、家族が困らないようにする準備は、毎日することはないので、一〇%でも十分と考えられる。

七五歳を過ぎると、生きる準備をしよう。

毎日を楽しく過ごせば、老いることが止まっていくので、健康を取り戻すチャンスである。

運動を毎日しようとすると精神的に負担となる。そこで、趣味を始めることがよいと思う。

●菜園を始める。土を耕す。歩く。体の上下運動が自然にできる。水やり、肥料やり、草取り、野菜作りは収穫前から花が咲き、実っていくまでの日々を楽しめる。

●趣味として魚釣りもある。釣り上げた魚をさばく。一夜干しにする。

●庖丁を握る。魚をさばくことは、集中して指を動かす。脳が活性化する。釣り場まで歩く。運動が自然にできる。
●釣竿を遠くに投げる。足を踏ん張る。そして、竿を投げる。上半身が大きな運動量になる。
指先、上半身運動ができる。「筋肉強化」と認知症予防になる。
●できれば室内にこもってする趣味ではなく、季節を楽しめる方が良い。
●室内でも大工仕事は「上半身、歩く、踏んばる」ことが加わる。制作する想像力が前頭葉と中枢神経の働きを強化させる。認知症になりにくくする。
●朝起きた時、「今日」張り切ってできる目的がある。七〇歳、七五歳高齢者が、若々しくいられるポイントである。

メモ欄

二〇二〇年に始めた趣味を書いておく

二〇二一年に始めた趣味を書いておく

●高齢者は、日記を趣味のひとつにすることで、認知症予防になる。

一月

年のはじめは長生きと安全を考えよう

一年間、病気をしないで健康に過ごせるようにとの願いを込めて

大きな門松が玄関先に飾ってある。いくつになってもお正月は心が浮き浮きする。

「昨年良くなかった人も、今年こそと思わせてくれる正月」

その響きがお正月の言葉にこめられている。詳しくは知らないが、門松に使われる松の葉は二本に分かれていて、その間に福の神が宿ると言われる。

一年間、病気をしないで健康で働けるようにと願いを込めてあるのが門松《かど》なんだそう！

一度門松を作っておられる所で詳しく聞いてみたいが、どこで作られているのか、大都会では作業場が見当たらない。

「今は、検索サイトがある時代だったなぁ〜」

時の流れが早くなると、少し感情が変化する気がする。昭和の時代が懐かしい。

お正月は大きなイベントであった。皆がお正月のご馳走を楽しみにしていた。時は流れ、お正月でもコンビニが開いている。大ご馳走を作らなくてもいい。昭和の頃は、お正月七日までは市場が休みだったりした。そこで、日もちする「おにしめ」等、沢山作っていた。

家族が小人数になった頃から、大ご馳走を作らなくなった。昭和後半になると皆がお正月に外国旅行を楽しむなどと変化してきた。風情《ふぜい》がないお正月に変わってきた気がする。

時代が変わり、共稼ぎが当り前になり、長期休暇は、お正月しか取れない。そのため、せっかく楽しむならば、外国でストレスを発散したいと思う方が増えた。

かつて、お正月には丸の内ビル街、虎ノ門あたりは、二日、三日は猫の子一匹も歩いていなかった。

しかしお正月の楽しみ方が変わってきている。猫の子一匹歩いていなかった丸の内そして銀座は、お正月でも車が多く走っている。

元旦を迎えるために、夜遅くまで起きている。元日の朝はねむい。昼までゴロゴロしてTVを見たりする。夕方がいつもの日より早く来てしまう。気がつけば、二日に年賀状の整理と返事を書く。三日になって、「今日は三日だ!!」お正月は何をしたのだろうと独り言を言って終わる。何もしない。だが、太っていることだけはまぎれもない。

日本の美しさに感謝

娘（芝犬）が来る前は、世界中を旅行して、回っていたお正月であるが、娘を預けて旅行しても「どうしているだろうか？」と心配になる。楽しい旅にならない。それでピッタリ、旅行はやめた。国内の日帰りは時々するが、それもあまりしなくなった。

そのかわり、半日人間ドッグへ入ることを年に二回始めた。

愛する娘（芝犬）がいると、お正月は神社へ行く。海が見えるお台場を歩く。東京も外国を思わせる風景が多くなってきている。新しい街を楽しんでいる。

東京オリンピック「二〇二〇」に世界中から来られた人達は、東京の何に驚くのだろう。

東京の美しい道路、ゴミがない。東京はビルと植木の配置が計算されている。二三区どこの街を訪れても美しい。他の国は、観光地をはずれると、決して美しいとは言えない。臭いにおいをただよわせている道路が多くある。日本人の清潔さ、勤勉さ、努力を惜しまない国民性が街や村に表れている。

地方を訪れる外人さんは、美しさに驚くであろう。若い頃、世界中を回って、改めて、日本の凄さを教えられる。オリンピックで来られた外国の方々は、日本へ再び訪れて、とりこになるであろう。

日本は戦争に敗けて、焼け野原の何も食べものがない所から、はいあがって生活を豊かにしてきた。敗戦後、二五年が過ぎ、日本人は、パリへ行くようになった。パリのシャンゼリゼでコーヒーを楽しむ、しゃれた光景に憧れた。その空気感と同じ憧れが、今、東京にある。スマートフォンに顔をくっつけていないで自分の国の美しさをもっと見て感じていただきたい。

日本のトイレの美しさに毎日ありがとうと言う。他の国の汚ないトイレに坐れない。新聞紙か雑誌をやぶり、坐る場所にしきつめる。だが、イライラして排便がスムーズにできない。できることならば、野原で排便したくなる。外で、トイレをする。蛇にかまれ、亡くなった観光バスガイドの女性がおられる。そんな注意を耳にしたばかりである。汚い臭いトイレで頑張るしかない。

国の美しさは「トイレと道路に散らばるゴミで決まるかもしれない」と思った。こんな日本の美しさを守るようにしよう。

18歳
20歳
(成長が止まる)
25歳
10歳
老いに
向かう
30歳
5歳
成長
老いが
急速化
50歳
70歳
75歳
90歳
老いが止まる

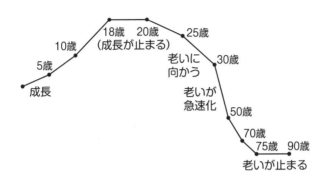

老いが止まる年齢

●七〇歳、七五歳を迎えると、おめでとうとなり、老いは止まる。
●七〇歳で老いが止まる人と七五歳で老いが止まる人、個人差がある。
　医学を深く知らない人達は、「七五歳だ！」後は死ぬのを待つだけだ、と思う人達も少なくない。

「本当は違う!!」

　人は、七〇歳、七五歳だから第二思春期に自分を持っていける!!　老いが止まると言うことは、今まで痛かった足や腰の痛みが和らぐのだ。

七〇、七五歳になるとなぜ、足腰の痛みが和らぐのか！

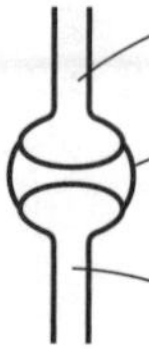

五〇歳、六〇歳で軟骨がすり減る。神経を圧迫する。激しい痛みが動くたびに襲う。その痛みに耐えられなくなり、手術を試みる人達が多い。

「医師と相談して手術をして下さい」

だが！　七〇歳、七五歳で老いが止まると、痛みが和らぐ。なぜなのだろうか。

それは骨と骨とを接続している軟骨を含め、わずかのゆとりが出る。神経を圧迫していたことが止まり、痛みが和らいでいく傾向にある。

大きな骨と筋肉のために野菜からカルシウムをとろう

人の骨は、約五年をかけて総入れ替えされる。七〇歳、七五歳のポイントとなるのが、骨と筋肉の作り方である。

季《き》節毎《せつごと》の家庭料理の「鍋物」を知っておくと便利です。七〇歳、七五歳で骨を重要視したカルシウムのとり方に注目しよう。

高齢者の血管を詰まらせない工夫

●カルシウムの多い里芋、ピーマン、カンピョウなどを日常生活に取り入れる。
●脳梗塞で、薬を飲んでいる人は納豆をとらないで下さい。
●筋肉を作るためには、鶏肉、青魚を取り入れよう。高齢者、離乳食には、鶏肉、手羽先をトマトで煮る。トロトロになり、歯が無い人にも、もってこいの食べ物でコラーゲンがとれて軟骨を作ることができる。

味つけは、しょう油とミリンまたは砂糖少々で、美味しくいただける。家庭によっては、月桂樹の葉を三枚入れると、西洋の味を楽しめる。

お正月には災害への備えをしておこう

今年一年が無事でありますように！　と祈ります。
災害が起こった時、困らないために、一〇〇円ショップで次のものを揃えておこう。

- ピクニックシート　一〇〇枚
- ろうそく　一箱
- 缶詰　一〇～二〇個
- 水2ℓ／日×家族人数分×五日分

●歯みがきセット、石けん
●紙コップ、スプーン、ナイフ、ホーク
●カセット型コンロ
多くの災害は、夏に起こりやすい。昔と違い大雨で被害が出る。そういう気象状況にある。

災害準備

家族の状況によるが、赤ちゃん、高齢者のための備えを。
●ミルク、おしめ。
●トイレットペーパー、スコップで排泄物をうめる。
●高齢者のための持病薬。
●高齢者のための紙オムツ、毛布、ホカロン。
●家族のための胃腸薬、バンドエイド、風邪薬、ラジオ、マスクなど日常使っている物を最低一週間分。

お正月の松が開ける一月一四日、一五日頃に準備して一年の無事を願おう。

災害が起こると何が困るかを考えて用意

●食べ物↓缶詰、カップラーメン　みそ汁

●排便↓一〇〇円ショップのアルミ製の天プラ用の囲みをトイレ用に

睡眠↓空気マクラ

衛生↓入院用体ふきシート

災害が起こった時にいかに清潔にするかによって病気の発生を防げる。

一月一五日から二週間かけて、備蓄品を揃えよう。

学童たちには、自分で備蓄品を揃え、学習体験をしてもらうとよい。

防犯にも注意しよう

日本の気象状況が変化してきて毎年どこかで災害が起きている。
また、一軒家の防犯強化をどうするか？　家族で話し合う必要がある時代である。

①玄関は内側にも扉を作り鍵をつける
②裏口の扉も二重の鍵をつけよう
③意外と、トイレの窓、風呂の窓、人が通り抜けられるサイズの窓には危険がいっぱいである。

お正月、家族が集まる時に、防犯強化の話をして、すぐに行動に移そう。備えておくと旅行に行く時も安心して出かけられる。

二月

個人個人が身を守る月にしよう

節分の豆まきで思い出すこと

節分の豆まきが行われる。「オニは外、福は内」と言いながら豆をまいた記憶がある。その時に思った。

本当にオニっているんだろうか？　豆をまいたぐらいでオニ退治ができるんだろうか？

二月が来るたびに幼い日々を思い出す。

子供の頃から僕はへそ曲がりだったんだなあ～。

夕暮れを過ぎても、林に囲まれた幼稚園に通う教会で遊んでいた。大人達は「早く帰らないと幽霊が出る」と子供の僕を、言葉で追い払ってきた記憶がある。

オニは絵本で見て想像がつく。幽霊は、どんな形なんだろうか？　どんな姿なんだろうか？　想像できない怖さがあった。

子供の頃に「幽霊」に怖がらされたのが原因かもしれない。大人になった今でも怖い。

医師になるためのインターン時代。大きな病院で泊りの勤務が月に数回あった。夜、一二時に、長い廊下を一人で歩いて見回りをする。廊下にゴキブリが横切った。それだけで、腰が引けた。「本当に怖い」と言えたなら楽なんだけど、人に笑われるから言えない。

泊まりの日が近づく!!　熱が出る。それほど幽霊が嫌で怖かった。誰かお金を払うから、横についていて欲しいと本気で思った。馬鹿げた話をしたいが、話す相手もいない。

インターン時代の苦労は山ほどあるが、中でも泊まりは嫌だった。

人は死んでも魂は生きている

「人は死んでも魂《たましい》は生きている」と思う出来事があった。

ご遺体をベッドの上に乗せて白い布をかけて帰った。

朝、ご遺体はベッドの下へ転がって落ちていた。腰が抜けた。

猟銃《りょうじゅう》で射たれて亡くなったご遺体さんは、何かを言いたかったのだろう。心の中で「何が言いたいの？」と尋ねる。

その日はくたくたで病院のそばに借りてあるマンションに入るなり眠った。夜中の二時に玄関のチャイムが鳴った。こんな時間に誰だろう！　友達も、この部屋に来たことがない。時計を見た。二時十六分だ。その時、玄関の灯りがついたり消えたり点滅に変わった。

外を覗いたが誰も立っていない。気のせいだ！　ベッドに横たわると部屋の灯りが点滅に変わった。また、チャイムが鳴った。これで二度目だ。気のせいではない。

子供の頃から怖がっていた幽霊に遭遇するのは、この日の心の準備だったのかと思った。

たぶん病院のご遺体さんが僕に頼みがあってきたに違いない。点滅していた灯りが普通になり、玄関のチャイムも鳴るのが止まった。

僕が言いたいことは、人が見ていても、見ていなくても絶対悪いことはしてはいけないということ。「殺されたご遺体の魂は、生きている」悪いことをして逃げきれるものではない。

事件、事故に巻き込まれないように暮らそう

なぜこんな話を二月にするか？

今は、スマートフォン時代で、「ＳＮＳ」を通して、高額のアルバイトニュースなど、盛り沢山に掲載されている。高収入アルバイトは危険が伴うという知識を身につけて欲しいと思う。

例えば、若い女性が殺されて、海や山に捨てられたりしている。金銭目当てであることが多い。育てた親の悲しみは、はかり知れず持って行き場がない。

昭和の時代は、恋愛するにしても、手紙で相手の気持ちを知り、ゆっくりとした会い方をしていた。次に会うことが何よりも楽しみだった。ゆっくり恋をして、愛を育てていた。相手を殺したりする事件は今の十分の一にも満たなかった。

時がスピードを上げて流れる。都合の良い人同士が集まり、必要なくなれば、個々が散らばる。そして、新たなことを始める。お互いの感情を確かめる時間を持っていない。そこに存在するのは、自分の都合だけで動く人達の集まりで、まずいことが起こると相手を殺すことだってある。

心が冷えきっている人達がいる。そんな罠《ワナ》にかからない今年一年であって欲しい。

一月、二月は寒い。部屋に閉じこもって「スマートフォン」をいじることが多い。退屈しのぎに面白いことを思いつきやすい。悪ふざけの先に「女性」が殺される。

一月、二月は個々が身を守る月だと思って行動しよう。

そして、夜道は大通りを通ろう。

スマートフォンを見ながら歩くと、連れ去られたりする。

昭和の時代の親は、常識を子供に叩きこんできた。今は平成時代の親達になっている。常識を毎日朝食の時に教えていないケースがある。

共働きでゆっくり食事をする時間がないということは、自分の子供が危険から守れなくなってしまうことだ。子供だけではない。家族との会話で、今どんな心境でいるのかを理解できると皆を守ってやることができる。

「事件、事故に巻きこまれたら」普通の平和な暮らしが、どんなに幸せかがわかる。そんな不幸なことがおこらないように、毎日を暮らそう。

免疫力を上げて病気にならないようにしよう

病気にならないために、免疫力が上がる食事をしよう。風邪をこじらせ、肺炎で亡くなる季節である。安くておいしくて、体によく、毎日食べても飽きない鍋をおすすめする。

毎日食べても飽きない安くておいしい鍋料理

一日目

鶏の手羽先（三〇〇円）↓高タンパク質とコラーゲン
長ネギ（一二〇円）↓粘膜強化、風邪をひきにくい
にんじん（一〇〇円）↓ビタミンAで粘膜強化
六四〇円くらいで二人前〜三人前できる

二日目

トマト（三個で三〇〇円）↓冬は少し高いが、免疫力を強化する
鶏肉（手羽先二七〇円くらい）↓高タンパク質とコラーゲン
しいたけ（一五〇円）↓免疫強化

七二〇円で二人前ぐらい

三日目

ニラ、長ネギ（二七〇円）↓免疫を高める作用
鶏肉（三〇〇円）↓コレステロールをとる作用
白菜（一二〇円）↓体の塩分を排出する作用
エノキ茸（一〇〇円）↓中性脂肪を下げる作用
七九〇円ぐらいで二人前

四日目

大根一本（一〇〇円）↓免疫強化
しいたけまたはエノキ茸（二〇〇円）↓体脂肪を減らす作用
長ネギ（一五〇円）↓免疫強化
豚肉または鶏肉（四〇〇円）↓高タンパク質。筋肉を作る作用
七五〇円ぐらい二人前

●一日目の手羽先鍋
残り汁　ごはんの雑炊で卵おとす
●二日目のトマト鍋
残り汁にうどんまたはスパゲティー
●三日目の鍋に白菜を沢山入れる
ごはん雑炊に海苔　海苔は心臓の薬
●四日目の大根鍋
残り汁　ごはん雑炊　白みその味つけできざみネギを沢山入れよう。

鍋料理は安くて健康に良く理想的

前項で千円以内の鍋の話をした。その訳は、鍋料理は安くて健康に良い。鍋料理を食べて病気をしないことで医療費節約ができる。鍋の内容を見てわかるように、鶏の手羽先を勧めている訳は、高齢者、離乳した幼い子供でも、鶏肉が柔らかく食べやすいこと。そして筋肉を作るためにも高齢者と子供達にピッタリである。

残り汁で、その家庭に合った味つけが楽しめる。お正月の残りのモチを入れると美味しくいただけるからである。

野菜、鶏肉、キノコを基本にした鍋で血液中のバランスが良いと、空腹感が早くこない。

●糖尿病、高血圧ぎみの人には良い
●離乳食に残り汁で「チーズやトマト」を煮ると良い。

糖尿病の原因になる悪い例

ラーメンかうどんで空腹を満たす。血液中のバランスが崩れる。二時間後に腹が減る。菓子パンを食べる。また一時間後に腹が減る。そのくり返しで、間食を食べてしまう。

ここに、糖尿病になる原因がある。

●ラーメン、うどん、スパゲティーなど「炭水化物」だけに栄養が片寄ると、空腹感が二時間ぐらいできてしまう。間食したくなる理由がそこにある。

●ダイエットしようとして、野菜だけの食事もビタミン、ミネラル、水分のみで、空腹感が早くくる。

食事はバランスが良いものを食べなくては、太ってしまったり、糖尿病や高血圧を招くことになる。

誰にでも作れる鍋

●男性でも作れる

●高齢者でも作れる
●二人、三人で食べると会話がはずむ
●経済的に安くて済む
毎日かかる食費を節約しようとすると栄養が片寄り「骨粗鬆症、貧血」になる。骨折だけではなく、歯も悪くなる原因になる。貧血で風邪を引く。免疫力が弱くなって、肺炎で死亡することもある。

二月は上手な節約を考える月

老後の備えが二〇〇〇万円必要等と言われている。そうだからという訳ではないが、二月からは貯金を始めたいものだ！

一〇万円貯金しようとする。大変な努力がいる。だが、五〇〇円玉を貯金箱に入れる。十二月が来た時に数える楽しみを持ったらどうだろう。大きなお金は貯まるものではないが、小さなお金は貯まる。人は一〇〇円玉はあてにしていないお金だ。

それが千円札になると、あてにしてくる。さらに一万円札になるとしっかり覚える。

人の心理上、あてにしていない「一〇〇円玉、五〇〇円玉」を貯めるのがコツである。友達は十二月に貯金箱から取り出して数えたところ、四十二万円もあった。

●五〇〇円は健康のために、二駅歩く節約
●五〇〇円はジュース、コーラなどをやめて、お茶に切り変えたりした。
●帰りに立喰いをしていたのをやめたり、時々にした。

一日の無駄を考えると、二〇〇円、三〇〇円は無理なく貯められると友達が話してくれた。

人生一二〇歳時代を迎えている。先の先の先を考えて、今日から二〇〇円～五〇〇円を貯めることにチャレンジしてみよう。

（1）貯金箱――一個目、ちょっと必要になった時に使う

（2）貯金箱――二個目、一二月の暮れに開ける楽しみ箱で一二月まで開けない

独り暮らしで楽しく暮らすコツ

面倒臭いと思うことをすすんでやることが第一歩である。「料理、掃除、草花を生ける」など密かな楽しみを作ろう。そうすれば早く家に帰りたくなる。貯金箱にどんどん五〇〇円玉が貯まる。金持ちになる。夢が現実になる。喜びが出る。仕事場で心の余裕が出る。笑顔になる。昇進が決まる一歩になる。

幸せは、日常生活の行動で決まる。あえて、面倒臭いことをすすんでやれる人間作りが人生を変える。

僕は、娘（柴犬）が来るまでは、面倒臭いことは家族がしてくれていた。掃除をしたり生活用品を買いそろえてくれていた。しかし親は高齢でできなくなり、日常生活の面倒臭さを思い知らされた。

そこで考えた!!

「ひとつ、面倒臭いことを済ませる。人生から面倒臭いことが減っている」と暗示をかけるようにした。

いつのまにか、面倒臭いことがあたり前になった。その時、「これで良いのだ」と心で叫ぶ。生活そのものが楽しくなった。

娘（柴犬）がいると、赤ちゃんがいるのと同じだ！　汚すし、オモチャで足の踏み場もない。

そんな部屋をいかに片づけるか？　悩んだ末に思いついた答えは**「五分で掃除をどれだけできるか?」をゲームにして挑戦すること**だった。チャレンジゲームを朝、夕することにした。これが大成功だった。

「五分しか無い」と思うとまず掃除機に三分かける。オモチャ箱に一分で入れる。あと一分で、ゴミ袋を玄関に出して置く。出かける時に出す。

「五分しか無い」と思うことが、「好き嫌いもなく」人を動かせる行動となった。面倒臭いことをする時は……五分、一〇分、一五分の三つに設定することで、嫌なことでもけっこうできる。


大きなガラス戸、これは掃除が大変だ。五分だけやろう。「それ以上は絶対にやらない」と心に決める。

タオル、二枚水で絞る。「上・下・横」体を動かし五分ふいた。けっこう大きな面積でも訳なくやれた。

面倒臭いことと向き合うのは、自分の心と向き合うことだから、精神が鍛えられる。皆様も、是非自分なりの生活工夫を考えてみて欲しい。

二〇二〇年　どれだけ生活工夫ができたか！　メモ欄

二〇二一年　どれだけ生活工夫ができたか！　メモ欄

人生は自分で変えていかれる

二月に節約鍋を提案させていただいたが、一年を通して季節によって「カレー鍋、シチュー鍋、キムチ鍋」と切り変えて自分の家庭料理に仕上げよう。

持病がある場合

「糖尿病」↓カロリーが上がらないように心がける。魚鍋、鶏鍋、野菜を沢山入れよう

「高血圧」↓体の塩分を分解してくれる白菜を中心に鍋を作ろう。白菜には、カキ、魚、貝がだし汁に合う。みそ味も良い。

二月に貯金する習慣をつけると、一年を通しての目標ができる。目標ができることで頭の回転が良くなる。すると、内臓の働きまで活発になる。

僕の独り言

僕にとって昭和は七色の光、虹のかかった不思議の世界にいるようだった。苦労して医師になり、そして大学病院で一二年間働いた。開業すれば楽になれる「自分がやりたかった仕事ができる」「やっと自由になれる」と思った。

ところが……！

開業したばかりの日々は「針のむしろ」だった。

患者さんは全くなく半年が過ぎ、やっと六人の患者さんになった。一階の父親の内科、外科のクリニックは一日に八〇人もの患者さんが受診していた。

父は僕に言った。

「二階のお前の所は、ひまで昼寝をしているのか！」と。

情けない日々に胸が張り裂けそうだった。悔しくって、できるなら、石コロにでもぶち当たりたくなった。

父親と同じ場所で開業するのではなかったと毎朝思った。開業を辞めて、大学病院の勤務に戻ろうか？　と迷う日々の苦しみは、自分自身との葛藤であった。

夢に見た開業と、現実の厳しさに心が打ちのめされていた。

そんなある日、六人目の患者さんの診察が終わり、七人目の患者さんが訪れた。

彼女の名前は麗子さん!!

「私は昔、ナイトクラブの歌手をやっていた」と話し、机の上に写真を並べて見せてくれた。

その一枚に「ＴＶで見覚えのある顔だ」と言うと、彼女はにっこり笑った。

「ＴＶが白黒の時代によく見ていた」と言うと、再び笑ってくれた。

彼女は、二五歳も年下の男の子が彼氏だと話してくれた。「毎日眠れないので、薬を出して欲しい」と言ってきた。

少しなら出そう。彼女は、猫が好きだと言う。次に受診するまでに、猫のゴハンが手に入る方法がないのだろうかと言ったので、次の受診までに、「魚屋で魚のアラを分けてもらうと良い」と話をした。彼女は最高に喜んで、跳びはねて体で喜びを表現してみせた。

なにしろ、彼女を入れて七人しか患者さんがいないから、彼女が来ると一時間は話をしていた。

そして一年が過ぎた。

猫のゴハンの話をいつも診察の時にしていたのに、急に受診が止まった。胸騒《むなさわ》ぎがした。

その夜、僕の部屋のピアノペダルの所にブルーに光る丸い物体があった。

なんだろう。

少し、怖くもあったが、見たこともない物体に触ってみた。

驚きで腰が抜けた。美しいブルーの光を思い切って手に取ってみた。手の平にしっかり乗った。

これは、いったい何だろうと話しかけて、部屋の電気をつけた。するとブルーの光は見えない。

また電気を切ると、ブルーの光がピアノの下からころがってきた。

「もしかして、麗子さん？」と二度声をかけた。

音もなく、それは消えた。

僕は幻《まぼろし》を見たのか、そんな気持ちで一杯だった。

夜中の二時半から興奮して眠れない。

朝クリニックに行って、麗子さんの家へ電話した。

家の方が出て、「麗子は亡くなりました」と言われた。

あのブルーの光は、お礼の挨拶に来てくれたのだと思った。世の中には不思議なことがあるものだと呆然としてしまった。

ところが呆然としている暇《ひま》もなく、雑誌の取材が突然入った。

おかしいなぁ〜。なんで僕のクリニックに取材なんだろう？

おかしいなぁ〜！

おかしいなぁ〜！

七人しかいない患者さんが一人亡くなった。六人になった。

とたんに毎日、毎日患者さんが待合室に坐るようになってきた。亡くなった麗子さんが毎日、患者さんを連れて会いに来てくれているのだろうか？

きっとそうに違いない。

麗子さんは「自分のことを忘れて欲しくないのだ!!」と気がついた。

猫の弁当箱を用意してみたり、毎日水を供えたり、麗子さんの好きなユリの花を机にかざってみたり。

気がつくと、二五年が過ぎていた。

時が流れるのは早い。あの日から二五年間も過ぎたなんて、信じられない。

僕が話したいのは、人生は「表裏一体」ということである。

苦労して、「もういやだなぁ～」と思うことが来る日も来る日も続く。

ということには、まだ先があるということである。その先に苦労がウソのように、翻《ひるがえ》る瞬間が訪れる。幸せの光がさす。

くじけそうな時、思い出して欲しい。

明日!!　今までの苦労が翻《ひるがえ》るかもしれない。自分の心に、自分で明かりを灯《とも》す夢をもって欲しい。どんな方にも、幸せになる権利があることを忘れないで欲しい。

三月

幸せになる暗示をかけよう

三月、いよいよ春が来る

地面の茶色の所に、タンポポが二輪咲いた。地面が少し薄緑になったと思ったら「つくしんぼ」が顔を覗《のぞ》かせてきた。三月二〇日、彼岸桜のお出ましだ！　いよいよ春が来る知らせである。

人も、一月、二月、お正月ぼけが抜ける。体の深いところが冬眠から覚める。一月、二月は「何をした」でもなく、あっという間に過ぎる。「一月いぬる」「二月逃げる」「三月は去る」という言葉がある。本当は「一月いぬる」行ってしまうのではない。二月は逃げるのではない。

感性そして感覚が冬眠状態にあり、時間の間隔があやふやな状態であるから、早く過ぎてしまうのではないかと、僕はひとり密かに思っている。

心身症が起こりやすい三月

冬眠状態から、目をさます。すると「何から始めようか？」とバタバタする。三月は卒業、そして入学を迎える。その準備、引越しもあったりする。そういう月であるから、心が落ちつかない。

人の頭と体とが一致しない。一日、二日のバタバタなら許せるが、学生は特に「卒業→入学→アパートか学生寮で暮らす」ことになったなら、頭で考えていることに体がついていけない。

環境が変わる人達に起こるのが、「便秘、下痢、頭痛、腹痛、吐気、脱毛」。また「肌のアトピー性皮フ炎」。そして駅、デパート等の人が集まる所で「パニック発作」等が突然出てくる。

心の病である「心身症」が発生しやすい月であると認識して欲しい。

さらに社会人にとってはもっと厳しい日々が待っている。

（1）新社会人体験が始まる。上司、同僚に馴染む努力をして気を使う。

（2）入社して五年ぐらいの人達は、新社会人達の教育係を任命される。

（3）会社で仕事ができるようになった人達は、部署変更があったりする。

（4）転勤命令があったりする月でもある。

（1）（2）（3）（4）の社会人達が、突然朝起きられなくなる。心の病である「心身症」を出しやすい。そういう状況にあると認識しておこう。

とにかく早く受診しよう

自分の意志では「出勤しなければ」と思うが、朝起きられない不思議な病気である。

早く専門医を受診しよう。早ければ、早いほど治るのが早い。

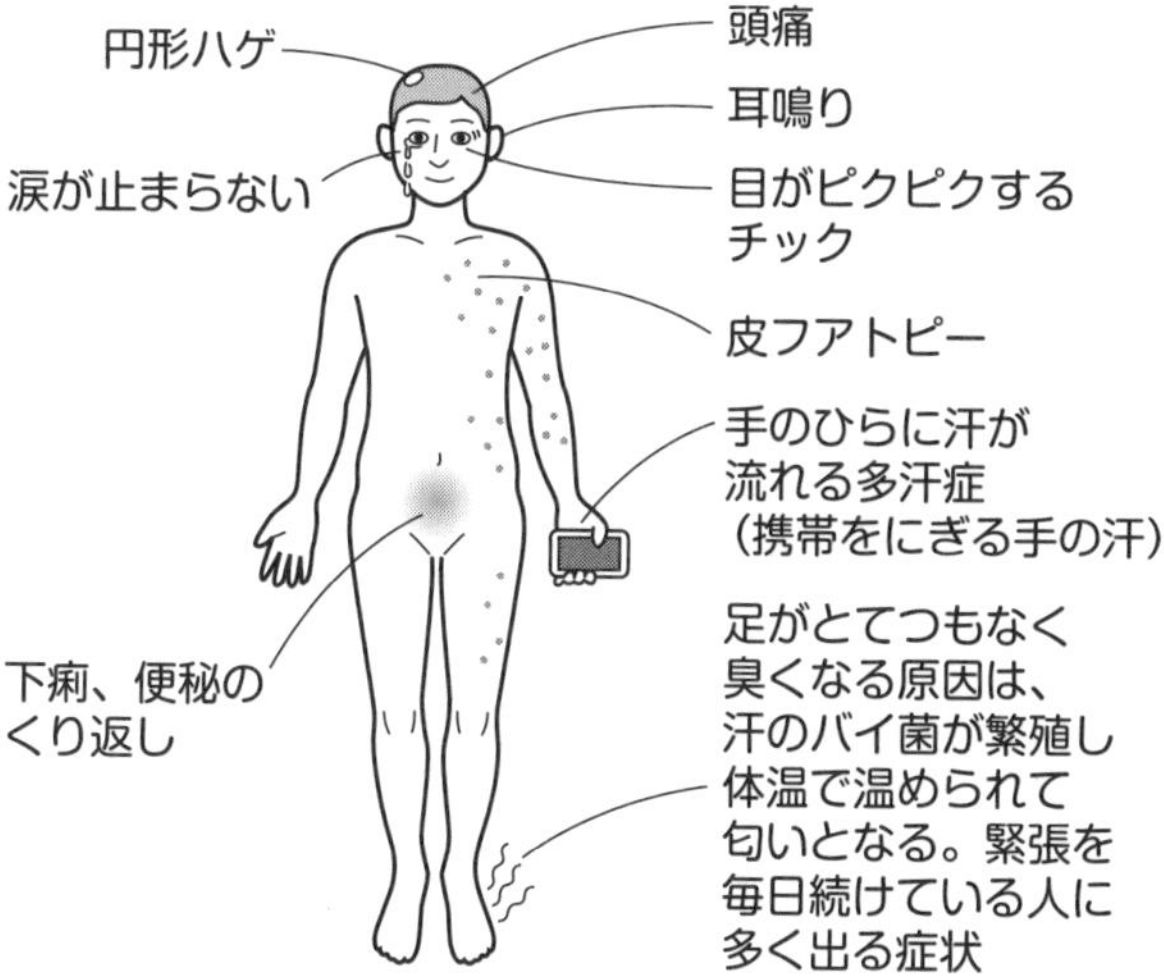
円形ハゲ
頭痛
耳鳴り
涙が止まらない
目がピクピクする
チック
皮フアトピー
手のひらに汗が
流れる多汗症
（携帯をにぎる手の汗）
足がとてつもなく
臭くなる原因は、
汗のバイ菌が繁殖し
体温で温められて
匂いとなる。緊張を
毎日続けている人に
多く出る症状
下痢、便秘の
くり返し

「朝起きられない」ことを病気とは誰も思わない。「会社に行きたくない。あの人に会いたくない。あの人の下で働くのは嫌だ！」と心が叫ぶ。その時、心の病を発生してくる。「自分の我がままかなぁ～」と放置してしまう。

今度は心の叫びが、その人の体の弱い所を直撃してくる。「痛み」を出すようになる。

個人差があり、その人の弱い所に出るのが「心身症」の特長である。

若手の社員さんが入社して、対人関

係とどう向き合えば良いのか？　と悩む。そうして下痢になる。やたらトイレに行きたくなる。

緊張の連続──→心身症が待ち受ける。

●小学生──→朝になると、トイレにかけこむ。

●中学生──→受験で、一二月、一月、二月と緊張が続いている。三月に心身症が体に出ると考えて欲しい。頭痛や下痢という形で出る。

●高校生──→部活動と、大学受験の悩みが、一二月、一月、二月と続く。三月に症状として頭痛、腹痛として出してくる。生理不順。

●社会人の人達は、二つ以上の悩みが重なると体に症状が出てくる。

●子育て──→離婚話──→同僚とうまくいかない場合、うつ病と心身症の複合症状で出る。

●転勤で失恋することもある
浮気をすることもある ＞ 悩みが生じる。
心身症とうつ病の複合症状が出る。
●七〇歳を過ぎた人
・将来のことを考える
・二千万円なんてほど遠い
・健康も不安。

恋愛問題はうまくいかなければ地獄

男性と女性の世界では、「恋愛問題」は上手にいけば、人生がバラ色になる。
上手くいかなければ、地獄！
なぜ地獄かと言えば、失恋でものも食べられなくなる。拒食症になる。または反対に過食症で太ることがある。

●拒食症とは、全くものを受け入れなくなる病気である。四五キロ〜五五キロの人が三二キロまで体重が減る。点滴で命をつなぐケースが多い。精神面もおかしくなる。自分で自分を傷つけるリストカット等の行為に及ぶ。

●過食症で急激に太る。一キロ増えると、一メートル毛細血管が伸びる。五五キロの人が過食症で八〇キロ、九〇キロに太る。体の負担が心臓にかかる。「血圧」が高くなる。または「糖尿病」を発生することになる。

日々の症状が異なる複雑化している病気、毎日異なる症状

現代は、スマートフォン時代で、人と人とが顔を見て相手とゆっくり話す「時間をかけて恋をして、愛情を育てていく」行動が短縮型になっている。

相手をよく知る時間がないために、結婚してすぐ離婚になる。人生で一度は失

敗はある。だが、男女交際で、二度、三度と失敗していくうちに、心が傷ついてしまう。そこで、精神面に病気が発生する。

●心が何度も傷つくことで、また失敗するのではと心が怯える。「緊張症状」から心身症を出す人がいる。

●心が何度も傷つくことで、眠ることができなくなる。うつ病を発生させる人もいる。

スマートフォン、インターネット、ＳＮＳの作業で、忙しい毎日が病気を発生させている。

●今までとは違う「心身症とうつ病」の複合症状を出してきている。

●スマートフォン時代に入って病気も複雑化している。モグラ叩きと同じ症状で毎日異なる症状が出る。

脳が冬眠からさめて、良いことが起こる予感

三月、人の脳は冬眠からさめる。別に会う人も決まっていないが、何か良いことが起こる予感が一瞬走る。

生きている間は自分の体の中で、生物時計が動いていて、発情期を予感で一瞬知らせる。「活動が活発になる」知らせである。

人が恋をすると美しくなる。なぜなんだろう。

恋をした時、脳から分泌ホルモンが盛んに作り出される。「セロトニン」「ドーパミン」が体の血液に流れ出し、傷んだ細胞に行きわたる。

全身に行きわたると体がシャキッとする。今までおっくうだった親の手伝いも勉強も進んでやる気が出る。全身に流れる分泌ホルモンで細胞が元気になる。

恋をするのは、若い人だけとは限らない

退屈で、ゴムが伸び切ったように家でゴロゴロしていたおやじさん！　自分の娘が会社へ出勤する前に、おやじさんに小犬を預けに来た。

日常生活が突然変わった。一年前の小犬は大人になっていた。散歩の時、おやじさんから声をかけてきた。僕は、知らない人から挨拶をもらって慌ててた。おやじさんが犬のトリコになっている。言葉も赤ちゃん言葉で犬と会話をしていた。

僕が驚いたのは、一年前に会ったおやじさんは、本当にゴムが伸びきった、くたびれたおやじさんだった。一年後には、別人の中年男性に変身していた。好きな小犬と遊んでいるうちに、日常生活に目標ができ、しゃきっとしたんだなあ～と思った。

人は、趣味にはまると「虜《とりこ》」になることがある。上達しようとあらゆる角度から悪戦苦闘する、脳中枢と前頭葉の働きが活性化する。趣味やペットの虜になることで、脳内分泌ホルモンが恋をした時と、ほぼ同じ状態で作り出される。すると、美しく若くなる変身が起こる。

自分自身に毎日暗示をかける

僕の芝犬が来た時、内心困ったなあ～と思った。娘なのに、目がつり上がっていて、お世辞にも可愛いと言えなかった。

でも、毎日可愛いと言い続けた。三年間が過ぎた頃、目が鈴のように開いた。全く別の犬になった。犬や猫のペットは、警戒心がとれると目は開く。そして愛されているという確認がとれると、目はさらに開き、鈴のようになる。

人も、同じことが起こる。自分自身に「自分は可愛くなれる」と暗示を毎日かけてあげる。「諦《あきら》めて、暗い毎日をすごす」と、口角と目じりが下がり、ブス顔になる。

だが！　毎日「自分は本当に可愛い娘なんだ」と暗示をかけ続ける。笑顔が出るようになる。脳の働きは、自分が思っている以上に凄い威力をみせてくる。自分を好きになれる。自分を信じることができた時に、目ぢからを脳からもらえる。

きりっとした美しく可愛い顔と仕草は自分で作ることができる。

幸せになれるか、なれないかは努力できる

幸せになれるか？　幸せになれないか？　は、その人の努力の度数にある。

「駄目でも、やってみようか？」と思う人は、勇気度が高く何事も早く上達する

ことが多く見られる。

人に愛される前に、自分自身を好きになる努力をしていなければ、恋にめぐり会えても相手にすぐ飽きられてしまう。いかに内面の強さと美しさが大切であるかということである。自分自身を好きになることで、恋愛した時、相手に魂をぶつけることができる。

採用試験の面接で、自分を出せるインパクトの強い人は、合格率が高い。

恋愛も就職試験も形は違うが、人と接して決まる所は、全く同じ原理である。

自分を好きになるということは、自信がある内容が根底にある。だから、自分を信じて前進できる行動に繋がる。

三月は冬眠からさめて、活動期に入る月だ!!

メモ欄

二〇二〇年　何を始めるかな～

二〇二一年　何を始めるかな～

メモを残しておくと、自分の成長ぶりが後でわかり、自分をコントロールしやすくなる。

四月

体の中に眠る
才能探しをしよう

四月は懐かしい思い出が帰ってくる

人はなぜ、桜が美しく咲くのを心待ちにするのだろう。

日本は、その月々の楽しみがあり、素晴らしい国である。桜が咲くと厚いコートを脱ぎ、体も心も軽くなる。

桜の花が好きな人には申し分けないが、僕の心の中は、「桜の葉が秋に黄色、オレンジ色、茶色に紅葉する」、それが楽しみなんです！

なぜ、秋の紅葉のほうが好きなんだろう！　心に尋ねると、桜の季節は受験戦争の余韻が残っている。頭がボ～としている。人が笑ってはしゃいでいるのが、不思議になった思い出がある。

楽しいことに縁《えん》が薄い自分を感じることが情けないのだが、朝起きれば、勉強、夜も勉強。夜食で、ひとりチキンラーメンを作る時が唯一密かな楽しみだった。

そのせいか、人と同じように楽しめない、へそ曲がりになったのだろう。

桜の季節は、自分の心と向き合ってしまうのが辛いから、いつしか紅葉の方が好きになってしまった。でも桜は人それぞれ懐かしい思い出があるに違いない。

桜の花は凄《すご》い

どうして桜は人の心をとらえるのだろう。桜の花は「亡くなった人達の優しい心が詰まっている」と思う。

桜の花は下を向いて咲く（亡くなった人）。

人は顔を上げて花を見る（人を見守っている）。

だから、桜の花には多くの思い出が詰まっているんだろう。僕なりの物語を作って、独り楽しんでいる。

桜の花は凄《すご》い！

花が散って一四日目に、桜は来年に咲く花を幾つ咲かせるのかを決めるのだという。凄い！

生命体をもつものは、全て見えない所で次の予定が組み込まれているからで、女性の生理も決まった日に来る。だが、女性にストレスがかかると、決まった日に生理が来ない。

桜の樹だって、地面を人が踏み過ぎたり、動物に皮を削られたりするストレスがかかる。そうなると次の年、桜の花は予定通りの数を咲かせない。

人も樹も生きているものには、優しくしなくてはならない。人が人をイジメるなんてあってはならない。

自分が生きていられることを、当たり前と思っている。そこに間違いがある。そんな人に限って、体調を崩してしまう。「大パニック」になる。

自分が健康でいられることを、ありがたいと思う人は、心と体の健康について高レベルの知識をもっている。

自分の体に祖先の遺伝子が流れている

人も樹も新しい芽をふかせよう、と体が燃えている。自分が今、こうして存在している。親↓祖父母↓その先の祖先の方達の遺伝子が体に流れている。

遺伝子の記憶は、神秘の魔法である。

こんなことがあった。初めて行った神社の階段を登った。そこは広場が広がっていた。僕は、ここは初めて来たのに、昔に来たことがあるような気がした。この先に、同じ広場が広がっているはずだ！　キョロキョロしながら歩くと広場があった。狐《きつね》にだまされている。膝がガクガクした。思わず石の階段に坐り込んだ。

初めて来たのに、なぜここを知っているんだろう。懐かしい気持ちに変わり、その場所にいると、不思議な感覚になった。

臆病な僕が何でもできる感覚を覚えてしまった。頑張って、大嫌いな勉強を本気でやってみようと思った。

時は流れ、両親と夕食に行った。その時、聞いた話でわかったこと。祖父が村に初めて電車を走らせたという。そして、その電車に初乗りした。その話を母がしゃべりまくっていた。

電車の線路を敷くにあたって、大変な苦労をしたそうだ。誰にも頼れない辛さを毎日神社に行って話していたという。

その両親との夕食の時に祖父の行っていた神社の話が出た。その神社名を聞いた。僕が初めて行って膝がガクガクした神社と一致した。僕の体の中に祖父の血が強く残っているんだと思った。

遺伝子の記憶は、僕だけではない。皆様も同じようにあるはずです。

わかりやすく話せば、小学校に入学したばかりの時、運動場を走った。ずば抜けて速く走る子がいた。それも風を切る走りだった。六歳、七歳で習ったとしても、大人顔負けの走りはできない！　その子の祖父母に、すごい走りをした人がいるに違いない。

自分は自分独りの力でできているのではない

僕と机を並べていた女の子は、習字が上手だった。毎回、先生が立って見ていた。ほめられるだけではない。君は誰に習字を習っているの？　と聞かれる。その子は「習ったことがない」と答えた。

今になって思えば、子供の頃から習わなくても上手にできる子っている。その子の祖父母達に字の上手な人がいたに違いない。遺伝子の力は紛《まぎ》れもない神秘の力である。

自分は、自分独りの力でできているのではないのだ。スマートフォン、そしてコンピューターで検索したところで、自分の才能の答は出てこない。

人がコンピューターよりも優れている一面は、遺伝子の力である。直感力である。

直感力が強い、弱いが人にはある。

学習を毎日する

体験学習を毎日する

そうした経験をもとに失敗して辛い思いをする。そのくり返しで、直感力が身につく。それが次の世代の子に受けつがれる。

祖先達の経験が遺伝子として残されている。その記憶が直感力として現れる。

そういう気がしてならない。今、努力して勉強する。また、仕事をすることが、

自分の子供に受けつがれる。だから、真面目に人生を送る必要がある。

才能がまだ見つからないのは、心と向き合う時間が足りない？

自殺は、祖先達が体の中で生きようとしている血の中に、祖先がいるのを断ち切ることである。自殺は祖先達の命を断ち切る行動である。スマートフォン時代で、一日に二時間から八時間も使用している人達がいる。その時間が長ければ長いほど、自分の心と向き合う時間が少なくなっている。

自分が何をしていたのか？　どうしたいのか？　わからないで悩んでいる。その数は、スマートフォンやコンピューターを覗きこんでいる人達、ほとんどと考えていいでしょう。

自分の心と向き合っていなくて、何がしたいかわからないのは当たり前である。

自分の心と向き合う時間は、祖先の供養ととらえたらいかがでしょうか。

毎日、自分の心と向き合う習慣の後、ふと、ある日突然思いつく。それが才能を発揮することになる。そんな「簡単に才能が見つかってたまるものか」と隠れている。

子供の頃から、才能を発揮する形と歳を重ねて、重ねて、自分が枯れようとする老人になった時に発揮する形がある。

才能がまだ見つからないのは、自分の心と向き合う時間が足りないのであろう。多くの人達が、今流行のスマートフォンに夢中になっている。そういう時ほど、自分探しをする。自分が前に出られる大チャンスなのではないだろうか！

大人は子供の才能を見逃している

僕の親戚にいたずら坊主がいる。勉強を全くしない。だが、人を笑わせることには優れている。学校で人気者である。

優れているのは、もうひとつある。からかわれている子を助けてやれる勇気がある。それだけで十分であるのに、イジメで、先生が「少しだけ勉強を頑張ろうヨ！」と言うと、いたずら坊主は、先生に「僕には勉強は無理、無理」と答えた。勉強は嫌いだと答えたならわかるが、小学生二年生で「無理」という言葉を使う能力に魅せられた。

そのように、大人は、子供の能力を見逃している所があると思う。気をつけて、子供の会話に耳をかたむけて聞く心の余裕をもってあげよう。

眠る才能探し

映画を観ている時、自分の中の好奇心のバロメーター（探知機）が大きく反応したら、感動として表れる。

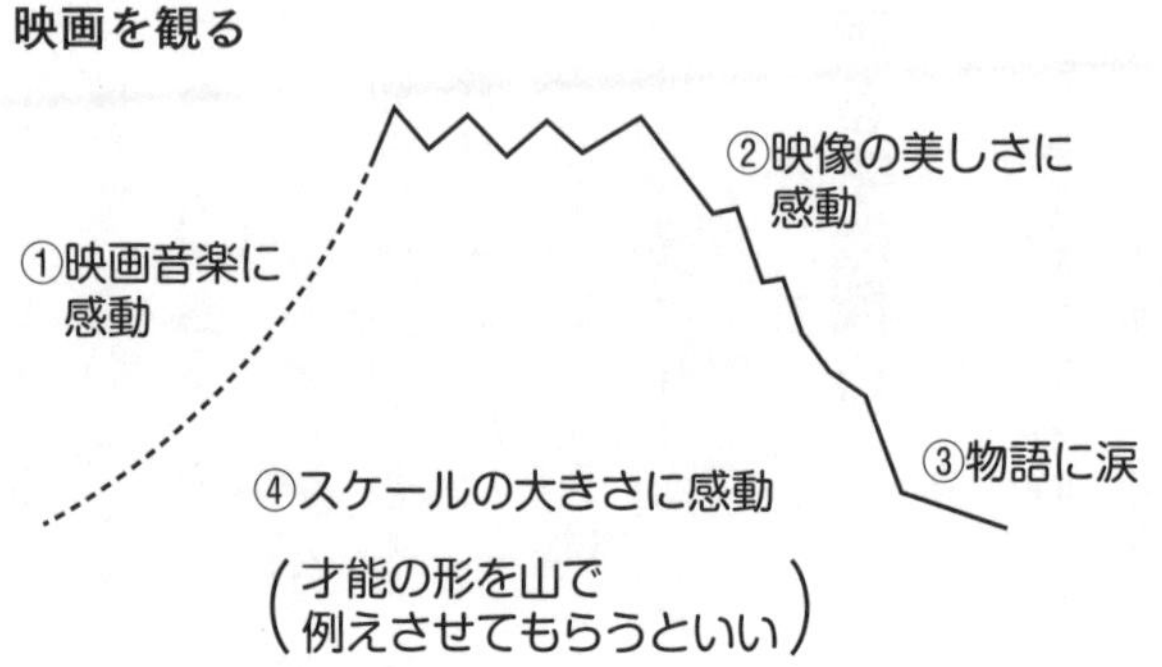
映画を観る
②映像の美しさに
感動
①映画音楽に
感動
③物語に涙
④スケールの大きさに感動
（才能の形を山で
例えさせてもらうといい）

①映画音楽に大きく感動したら、音楽に対して能力を出せたりする繊細さを求められる仕事が自分に合っている。

②映像美に感動したら、写真家、プロデューサーの世界で能力を発揮できる。また物作りに能力を出せる可能性が高い。

③物語に感動したら、作家、小説の物書きの能力を生かせる。

④スケールの大きさに感動したら、探検家などの能力を持っていたりする。

映画を参考例としたが、それだけではなく、「ある物、ある音」を目にしたり、耳にしたりした時、突然自分の内側のバロメーターが大きく反応することがある。大きくバロメーターが動き、「感動」する。その分野に能力が隠されていることが多いから、反応するのだと考えたらどうでしょう。

子供でも、大人でも、生きている間は年齢に関係なく、四月、五月は新しい芽が吹く、青春期でもある。

子供が、友達の輪の中に入れるように、「スポーツ、動物園へ行く、キャンプをする」など多くの体験を通し、何に反応を強く示すのか？　親は観察しよう。

高齢者には出かけて行く趣味が必要

高齢者になった時、孤立しないために、出かけて行く趣味が一二〇歳時代になっている今、必要である。順番として、趣味のことをする→お腹がすく→よく眠れる→健康な朝を迎えられる。

幸せは、朝起きてすることがあることである。当たり前すぎて幸せを忘れたりするが、一二〇歳時代は毎日することがある、ということが、本人も家族も安心した暮らしにつながる。

僕の両親は九〇歳過ぎている。仕事場に救急入院の知らせが届く。診療中ですぐ席を立てない。

心と体がばらばらになる。血圧が上がり、頭痛が悪化。一年を通して、十二回以上救急車のお世話になる。他人様の手を借りる騒ぎになる。情けないので、お手伝いさんのサポートをつける。

しかし親が「気にいらない人だ」と言って勝手に辞めさせる。そのしわ寄せが僕の方へワンサカくる。親の世話をするのは当然なので、それはいい。会議中、ゴルフプレー中、診察中に突然、救急騒ぎが始まる。そのことが穏やかでない日常に変わる。耐えられない心の痛みが数年続く。

今感じることは、何も起こらない平和な一日が、どんなに幸せかと思い知らされることである。一二〇歳時代を迎えているその現在、今僕以上に大変な暮らしをしている人達が多いと思う。

だから、家族に迷惑をかけないで楽しく遊んで暮らせる一二〇歳になっていただきたいという切なる思いがある。

僕が大学、そして国家試験に向けて嫌な日々を味わい続けていた時「父が外科医でなければ好きな仕事に就けるのに」と家庭環境をうらんだ。それほど勉強漬けの毎日が嫌だった。しかし今にして思えば、若い頃は自分のことだけ考えていれば良かった。

本当に嫌な受験だった。そのはずなのに、歳をとるにつれて、思うのは、親の介護は試験の時の大変さ以上に大変で、次から次へと問題が生じる。

僕と違って、グチすら言えない人達が沢山いる社会になっている。だから、幾つになっても、家族に迷惑をかけないように、自分が楽しめる趣味を持つことの

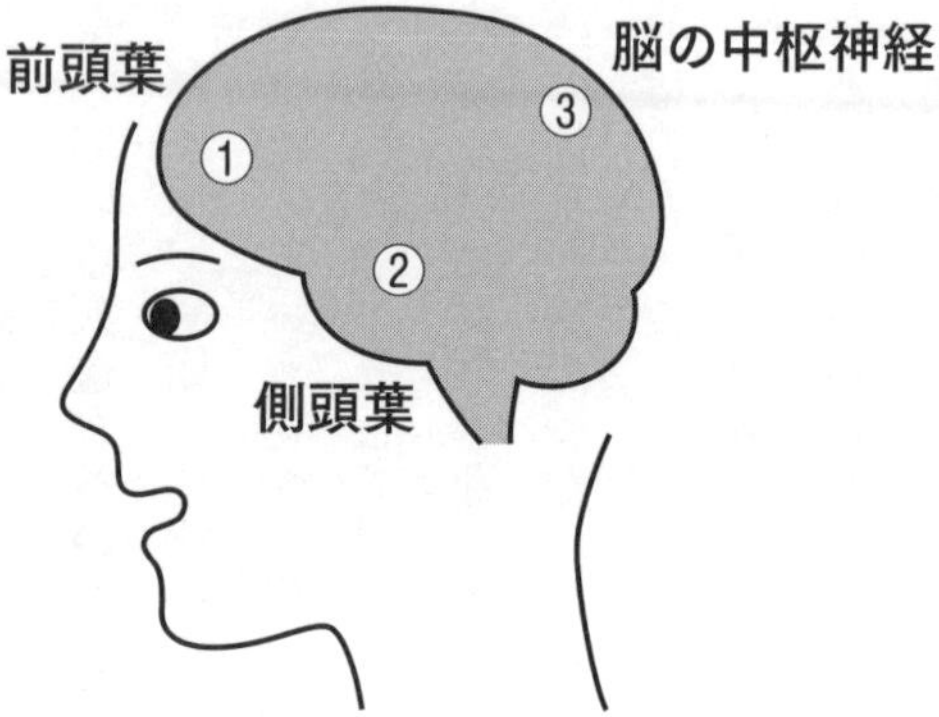

大切さを訴えたい。

自分が楽しめる趣味を持つことの大切さ

人は好きな趣味を持つと
①前頭葉が活発に働く
②趣味を上手にしたい欲の側頭葉が記憶しようとする。アルツハイマーの予防になる
③言葉を話す会話力は脳の中枢神経を活性化する。「独りで小便、大便、入浴を行う」という動きができる日々となる
趣味が無い生活は、ただテレビを観て過ごす

か横になっているだけが多くなる。
①筋力低下が始まる。歩けなくなる
②考える力が薄くなる。認知症が待ち受ける
③会話力がなく、耳が聴こえなくなっていく
④小便、大便が垂れ流しになっていく
趣味を持つと、歩いてその場所に行く。友達と顔を合わせる。しゃべる。ただそれだけでも脳中枢が働くので、小便、大便の垂れ流しは少ない。

介護のいらない高齢者になるために

家族にとって一番大変なのは、小便、大便の垂れ流しと、認知症で夜に独りで出歩く徘徊である。一時も、目が離せない生活で家族が体調を崩してしまう。

それだけではない。親が認知症になると、子供が世話のため四〇歳で退職にも

つながってしまう。

四〇歳→四五歳→五〇歳で職を失う。ちょうど自分の子供が高校あるいは大学生の頃で一番お金がかかる時に、さしかかっていたりする。日常生活が一変してしまう。若い頃から、いいだろうと軽く受けとめている。

今はあっという間に一〇年が過ぎる。思いもよらない状況となるのが、親の介護問題であるのだ。

介護のいらない高齢者になっていただきたい。それには、親が元気な時から食生活そして心のケアーをして欲しい。趣味を楽しむように心がけて欲しい。

親と離れていても、毎週電話をする予定を決めよう。毎週電話をすることで、親の異変を「声の高さ」で知ることができる。

親の健康が崩れると、「声は小さく、声はかすれてくる」また、親が何度じことを繰り返して聞いてくる時は、耳が遠くなっているか、認知症がいることも視野に入れよう。

声と会話で健康状態がわかる

会話をすることで、相手の話す言葉を察知して受け答えをする。それは脳の働きでできている。

健康の全ては声に出る。

人が人と話す日常が、いかに大切か、今日から心がけて下さい。

健康の全ては歩き方にもある。

歩行している姿、足を引きずる形、足先が上にあがっていない状況の時は、認知症が始まっていたりする。また、寝ている時、軽い脳梗塞を起こしていたりする。そうすると、歩行中に足が上がらず引きずる形が出やすい。

離れている親子の会話で健康状態がわかる。親の言葉がはっきりしなくなった。

「舌が回っていない」寝ている時、脳梗塞を起こしていたりする。会話をしたくても、ろれつが回らなくなる。

お父さんは趣味の魚つりに行っていることが多かったが、この頃「行きたくない」と言い出した。趣味に興味を示さなくなると、老人性うつ病になっている可能性がある、と認識しよう。要注意である!!

老人性うつ病は認知症をつれてくる可能性が高い。専門医に早く相談しよう。

四月は、若い人にとっても高齢者さん達にとっても人生がかかっている月である。

メモ欄

二〇二〇年　始めた趣味

二〇二一年　始めた趣味

五月

新しい自分作り、趣味探しをしよう

新芽が伸びる季節、癌の検査をしよう

八重桜が残り少なく、春の終わりを告げている。青い空に濃いピンク色の八重桜。足元でさつきが咲いている。目にも心にも晴れ晴れする五月。何も楽しい約束はないが、何か、良いことがある予感が、そよ風に乗ってくる。毎朝、犬を連れて、緑が美しい公園に立ち寄ってから出勤する、朝のいっときが自分だけの安らぎの時である。

晴れた日は、楽しいのだが、雨の日は出勤前に服が濡れる。犬も濡れて手間がかかる。

五月は、癌の検査を受けよう。植物を見てわかるように、一日で二センチでも新芽が伸びている。植物も人間も四月頃から五月にかけて活動期に入る。

良い面では身長が伸びたり、また学童期後半は月経（生理）が始まったりする。悪いことで言うならば、傷んだ細胞が癌になったりする恐れが考えられる。四月、五月に産み出された癌の細胞。生命をもつ植物や人間も活動期に入っている。そこで、癌の進行が早くなるケースが考えられる。

そうしたことからも、癌検査を受けていただきたい。異常がなければ、安心して暮らせる。

男性は泌尿器科で前立腺まで検査して欲しい。誰もが胃癌、大腸癌、肺癌の検査を受けるが、意外に泌尿器科を見落としている。

前立腺癌は手術をしても再発しやすいこともあり、泌尿器科を見落とさないでいただきたい。そして男性は高齢になるほど前立腺癌になりやすい傾向があるのだ。

女性の場合、ストレスが強くかかる日常生活と職業では「子宮頸癌、乳癌」になりやすい。

若い女性から高齢者まで年齢に関係なく、なりやすい胃癌、大腸癌は、早い検査を心がけよう。

連休が終わる頃に起こる五月病

主に、大学生、新入社員に四月下旬から五月の連休が終わる頃に起こる心の病。原因は四月に入社、入学して新しい環境に馴れようと、頭の中は大忙し。

- 緊張続きで一カ月を過ぎた後、友達もできない。同僚、上司とも親しみがもてない
- 連休が終わったとたん、大学を休んでしまう
- 会社に出勤しない五月病が出る

高校生は、大学へ入学する目標がある。五月病は少ない。大学に入学した。そのとたん、長年の受験戦争から開放される。五月の連休が終わったとたん開放感と、遊びたい気分が抜けない。大学を休んでしまう病である。

新入社員になり、四月は緊張の連続であった。一流大学まで頑張って行った。なのに！　コピー取り、雑用ばかりやらされる。一カ月経ち、仕事らしき内容も教えてもらえず……連休が終わる。

もういいか！　今日は出勤しない。「どうせコピー取りぐらいしかしない」「休もう！」「そうだ休もう」と心の中でつぶやき、休んでしまう五月病である。

五月病になると、人生の階段の踏みはずしが起こりやすい。

六〇歳の引きこもりが六〇万人

親の手前、再就職をするが、長く続けることが難しい。再就職をくり返す。年齢も増していく。すると、三〇代になると就職が見つかりにくくなる。そこで三五歳→六〇歳の引きこもりが、わかっているだけでも六〇万人とも言われる数字を叩き出している。

例えば、六〇代の引きこもり男性は親が八五歳、年金暮らし。親が亡くなった後、数年で引きこもり、男性は「餓死」することがある。外との連絡がとれない。引きこもりであるがゆえに、助けを求められない。そこで「餓死」してしまう。

穏やかな暮らしが営めるように健康診断を毎年やって欲しい。

二、三年続けて健康診断をやると、今年もしなければいけないという習慣が身についていく。

五月は趣味探しの月

木々が芽を吹き、薄い色から、あざやかな緑色の葉になっていく五月。植物がそうであるなら人も生物時計を持つ同じ生きものとして、一〇代の方も九〇代の方も生きている間は、年間を通して生物時計が生命の時を刻んでいる限り、太い年輪を重ねていける。

趣味を新しく見つける作業をするには、もってこいの五月である。同じことを長くやると飽きる人もいる。毎年新しい趣味にチャレンジすると、きっとはまる趣味に出会える。

僕は一六歳からゴルフをしている。ゴルフコースに行き、キャディーさんから「もっと練習してからコースに出なさい」と言われた。そのキャディーさんの一言が頭に来た。本当に頭に来た。意地でも上手になると決めた。

勉強が終わると練習場へ行った。新宿の家の近くで知り合いに会うのが嫌で、港区の東京タワー近くの芝ゴルフ練習場へ行った。時には、神宮外苑にも行った。ゴルフが好きではなかったが、キャディーさんの一言が、はまるきっかけになった。

六〇歳を過ぎた今でもゴルフにははまっている。どうしてはまっているのか、自分の心に聞いた。そこそこ、いいタマは打てるが……上には上がいて上手になった頃、もっと上手な人に会う。

七〇歳の彼はシングルである。なんで七〇歳で「あんなに飛ぶのだろう」と思う。負けず嫌いの僕の心に火がついてしまう。

もう止めようかなあ~と思う頃、頭にくる上手な人に出会い、再び心に火がつく。

趣味とは、自分の好きなことをやると良いのだ！

長続きする趣味を

●やっても、やっても上がある内容が良い。囲碁、将棋、剣道、麻雀、ゴルフ、テニスなど。
●自分の性格に合っている内容はプロになれたりする。趣味がいくつかあるといい。
●ひきこもりになりにくい。
●高齢者になった時、活躍する場所がある。
●認知症になりにくい。

見えない年輪を積み重ね、人は知識を豊富にさせる。五〇歳、六〇歳で人とし

生物時計

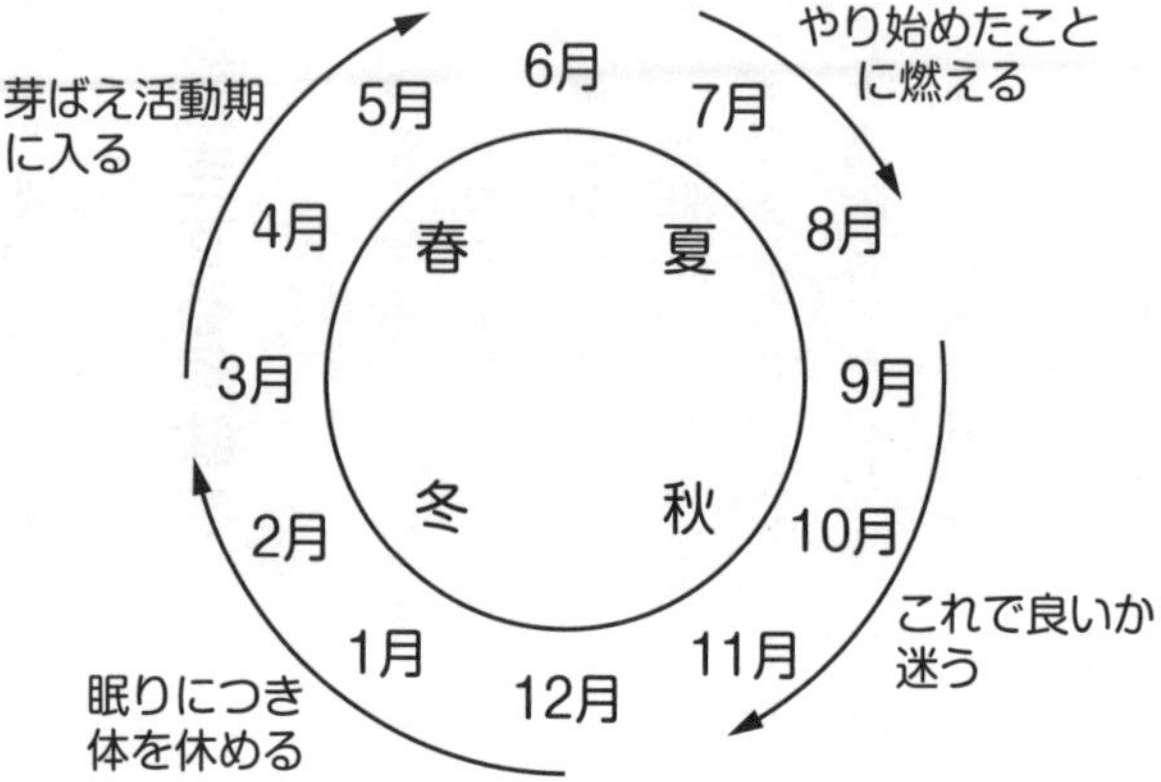
やり始めたこと
に燃える
これで良いか
迷う
眠りにつき
体を休める
芽ばえ活動期
に入る
6月
7月
8月
9月
10月
11月
12月
1月
2月
3月
4月
5月
春
夏
秋
冬

ての経験を積んで大人になれる。

「学業である紙の上での知識とは別物である」と考えればわかりやすい。

自分の心が穏やかでいられて淋しくならないために

どんなことでも、五年、一〇年続ける。その道の専門家になっていける道がつく。一生を通して、自分には「これができる」という内容があるのが、多くの挫折から身を救うことになる。

何をやってもはじめは上手くいかない。五

年、一〇年やっても上を目指すと、なかなか上手にいかない。物事をやり始めた時に、自分の心と頭に言い聞かせる言葉がある。

もし、早く上手くいったら、人生を悟ることなく、そこで終わる。

自分自身の心と体に勝つことが、ある時に上手くいく褒美《ほうび》を与えてもらえる。

一二〇歳時代を迎えている。日本では、長く健康で活動できることが一番重要視されてくる。趣味をもって欲しいという願いのもうひとつの理由は、自分の心が穏やかでいられて、淋しくならないためである。

メモ欄

二〇二〇年　趣味「〇〇を」始めた

二〇二一年　趣味、同じことを続けている　内容を変えた。

記録メモは、後になって、自分を楽しませ、安心させてくれる目安になる。季節が変わるたびに、場面が変わる。小さなメモが一〇年先に出てきたら、「今、書いた時にひき戻してくれる」穏やかな心の薬になってくれる。

六月

食事の管理で病気を防ごう

梅雨は一年中口にする御飯のための恵みの雨だ

温度が高い日に、紫、青、ピンク、白色の花を咲かせる紫陽花が目をひく季節である。日本は、素晴らしい。毎月違った花が咲き、その月ごとに違う風が吹く。日本って凄い。

梅雨は灰色の空に気分が重い。だが、梅雨がないと、稲を植えることができない。一年中口にする御飯のためだ!! 灰色の空も恵みの雨に思える。

六月は環境に「慣れない」「慣れる」二つに分かれる月でもある。「慣れない」人にとっては不登校や出社拒否が出る月でもある。

環境の変化がストレスを生む

洗濯を始めて
どこに干すかな～
駅まで何分
かかるの？
買物をする
場所を探す
出前は何が
あるかなあ～
朝、きちんと
起きられる
かなあ～

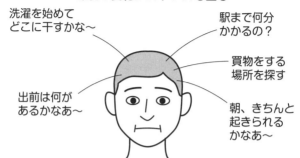

引越しと環境変化が形に出る月

四月に引越した。期待感で胸を膨らまし、一人暮らしを知らない街で過ごす。環境変化に馴れようとして……頭の中はどうなっているのか!!

環境が変わることは、「学業、仕事」以外で生きるための判断をひとつずつしていかないとならないために、頭が混乱してくる。今まで親がしてくれていた食事、洗濯が負担になる。

最初は期待感が強いために、自分にかかっているストレスを感じていないかもしれない。ところが学校が楽しくない、友達が二カ月経っても出来ない。淋しさを感じる、また、会社で同僚とうちとけない。悩みが生じると生活と仕事の悩みが二つ三つに増える。「心身症やうつ病」の原因が産まれる。

環境の変化は健康な体と心を病気にさせる。六月に生じたうつ病。それを放置して、秋が深くなる頃に重症となる。そして自殺となることもある。

そんな人恋しい淋しさがある季節に「生きていても仕方ない」と思わせる瞬間がある。「魔の時間」に吸いこまれる。自殺は止めようもないし、ビルに上がったり、線路をふらふら歩いたりする。

脳にかかっているストレスが脊髄の両サイドにある交感神経をゆさぶる。そして、自律神経を乱す。

自律神経が乱れると、血液中に正常量ではない大量のストレスホルモンの分泌がある。すると、正常な判断を失う状態になる。一時的感情を全てと受けとる状態がおこる。その瞬間を「魔の時間」と呼ぶとわかりやすい。

苦しさを吐き出せる日常を作ろう

魔の時間を作らないための対策がある。家族や友達が、様子が変だと思ったら毎日連絡してあげることで、心が少しずつ開いていくことがある。

苦しさを吐き出させる日常を作る心がけをしよう。人は強く見えるが、誰でも人に悪口を言われただけで、心が折れる。人は弱い一面がある。

メモ欄

夫が単身赴任で引越しをした時、二カ月後、四カ月後、半年後

二カ月後	
四カ月後	
半年後	

落ちこんでいないか？
よくしゃべれているか？
よく眠れているか？
食欲があるか？

確認してあげよう。
息子、娘さんの引越しも同様である。

メモ欄に書いておこう。来年、息子が大学入学予定の家族もメモ欄を使用しよう。引越しで、子どもや夫が「うつ病になる」、「自殺する」など誰も思っていない。そこに大きな落とし穴があると思って欲しい。

人の体は環境変化になじもうとする時に、体のエネルギーが奪われる。緊張の日々で新たなストレスがかかり、不眠からうつ病を発生。

引越しをしたら、自分を開放できる場所を探そう。例えば、ゴルフ練習場、バッティングセンター、独りでも楽しめる場所を探すことは、うつ病の予防対策である。新しい趣味として、「毎日かかわれること」「緊張を取り除けること」が大切。

引越しをした後、友達ができない、アパートに引きこもる。「スマートフォン、インターネット、TVゲーム……」独り遊びをするようになる。

必ず、時間の差はあるが、メンタルの病気を発生させてしまう。困るのは、若いうちから引きこもりの体験をすると、社会人になった時、「失恋、人間関係」でつまずく、または引きこもることになってしまう。

高齢者も心の病を起こしやすい

六月は心の病、引越しなどで環境が変わることで、病気を生み出す可能性が高いと認識しよう。

若い時は、好奇心が強い。一度や二度引越したぐらいでは、好奇心の方が優先するため、環境変化をむしろ楽しめたりする。そんな状況ではうつ病にならない。

だが、大人になり、色々なことを知り尽くすことで、好奇心の度合いが低くなる。度重なる引越しをした。どうもここへ来てから「体調が悪い」「ぐっすり眠れない」と感じたら、……引越しうつ病になっている。その可能性が高い。専門医、心療内科で状況を説明しよう。まず、ぐっすり休めるようにしないといけない。

特に、痛みもないから、いいか！　様子を見よう、と自己診断して放置日数が長くなる。

「受診する科はどこ？」

自分が思っている以上に「うつ病になる」と大変な生活苦が待ち受けることがある。自分の体調が変だと思ったら、二〜三日内に受診しよう。

●引越して、下痢が続く。頭痛、朝起きられない。「腹痛、立ちくらみ、めまい、耳鳴り」はメンタルの不調なので心療内科を受診となる。

●前日に食事をした。きのこを食べた。下痢、腹痛になった。これは内科を受診となる。昨夜食べたものが、明らかに「ひっかかる時」は内科を受診となる。メンタル面からくるうつ病、心身症の場合、自律神経と関係している。街の薬局で胃薬を手に入れて飲む。一時的に痛みはおさまる。だが、再び同じ症状が出る。だんだん病気を深くしていく。

雨の日は室内運動を心がけよう

高齢者の方達は、雨が降っていると、出かけない。運動量が減る傾向にある。思いがけない強い便秘におそわれる。また腰痛で歩けなくなる。筋肉の低下に傾く。そうならないように室内運動を心がけて下さい。

持病のある方は、医師と相談してできる運動をしよう。例えば！　二〇代の人が足の骨折で一カ月歩けない。傷が治っても、筋肉低下で歩けなくなる。リハビ

筋肉低下を防ぐ運動

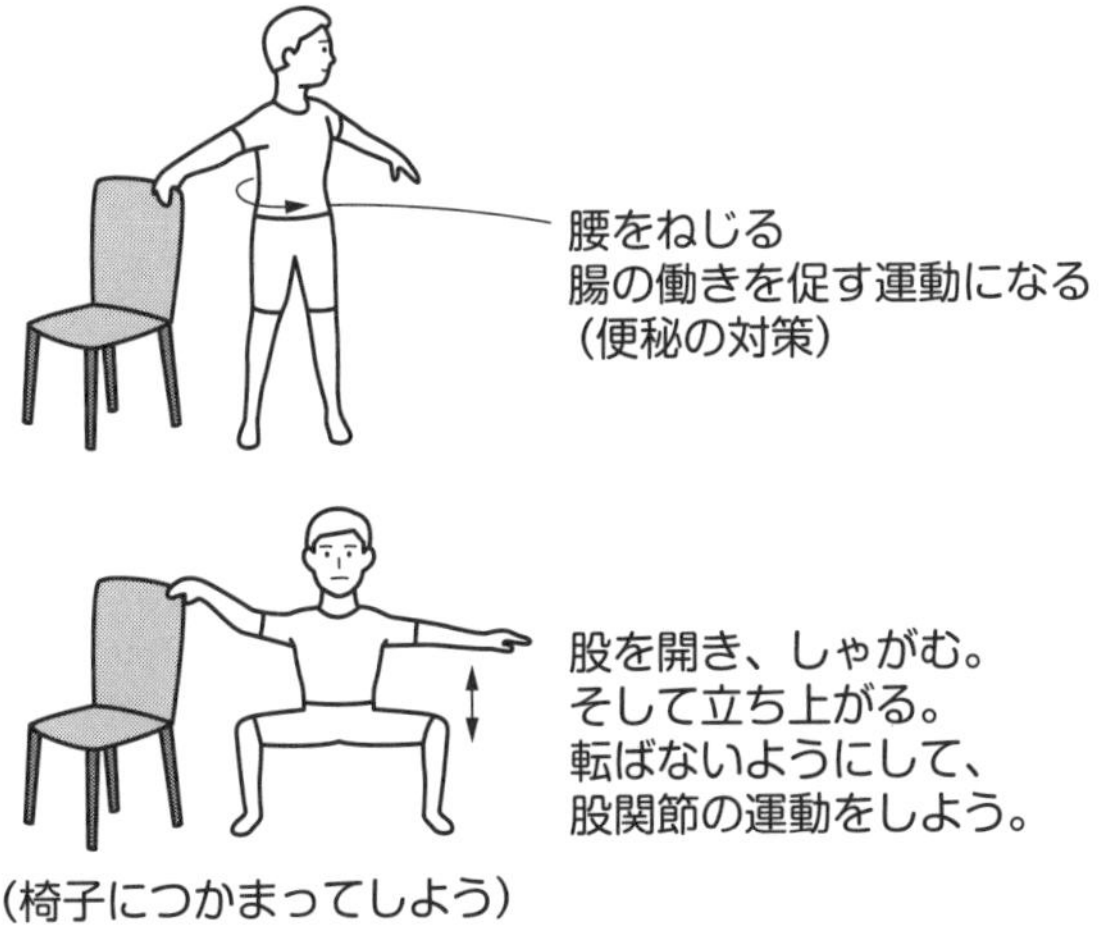
腰をねじる
腸の働きを促す運動になる
(便秘の対策)
股を開き、しゃがむ。
そして立ち上がる。
転ばないようにして、
股関節の運動をしよう。
(椅子につかまってしよう)

リが必要になる。二〇代の人でも、運動しないと歩けなくなる。筋肉低下は、隠れた病気を産み出してくる。

体が縮む、歯ぐきが痩せる

階段の下りに向かう時に、昨年までトントンと降りられていたのが、今日は危なく感じてしまう。

「老いる」ということは、ある日突然やってくるから困る、戸惑うのである。体が急に縮むのもある日突然やってくる。

そうなると階段がスムーズに降りられ

なくなる。体の縮みが出たかもしれないと受け取ってみて欲しい。

次に、歯ぐきが痩せる。「入れ歯」がゆるゆるになってくる。

足首をねじりやすくなり、つまずいて、手のひらを地面について支える。手首近くを複雑骨折する。股関節近くの骨折となる人もいる。

七〇歳→八〇歳→九〇歳で股関節近くの骨折をすると、治りが悪く、半年間で筋肉が衰えてくる。車椅子での生活になる人も珍しくない。

車椅子になってしまうと、不自由になり、行ける場所も限られてしまう。もしも骨折したら医師に相談し、指導に従ってリハビリを頑張って筋肉をつけよう。

朝・昼・夕の食事の管理を仕事にする気持ちで

体が縮みだすと、多くの病気を抱え込んでしまうことになる。動かないで食べるだけを続けていると血管が詰まる。脳梗塞になる人も多くいる。

脳梗塞になる原因は、血液中に血栓《けっせん》が増えてしまう、そのために血管が詰まり脳梗塞を生じる。

体が縮む頃は、「一にも、二にも、三にも」大切なことは、食事の管理を「朝、昼、夕」と三回、「仕事にする気持ちを持つこと」である。

チーズのかわりに野菜のカルシウムに切り換えよう

乳製品のチーズのかわりに、野菜のカルシウムに切り換えよう。

カルシウムが多い野菜であるピーマン、カンピョウ、里芋を使うようにしよう。

里芋は中央部分に少し切りこみを入れる。レンジまたは蒸し器で蒸す。蒸す時は、二〇分間、芋の大きい時は二五分。

切りこみが中央に入っているので、熱いうちにキッチンペーパーでくるんで、外皮をくるりとむくことができる。

熱いうちにスリバチでつぶす。コロッケ、サラダ、ヒキ肉とあえる。

●朝は味噌汁の中に入れる
●昼はコロッケ
●夜はヒキ肉あえ
カルシウムを毎日取ることによって体の縮みを止められる。

食材は、生きるための薬である

高齢者の独り暮らしはついつい食事作りが面倒臭い。買って食べる、そこには、美味しく感じさせるために、多くのバターが隠し味に使われている。いつも食べていると血液中に血栓ができやすくなる。脳梗塞の原因になったりする。できたら、体を守るために、面倒でも自分の体調に合った食事を作ろう。

男性独り暮らしの人に、お勧め料理

・トマト四個中型
・芋（里芋、ジャガ芋）
・しめじ　もしあれば月桂樹の葉三枚
・コンビーフ（缶づめ）
・オリーブ油

を十分間煮る。しょう油少々、コショウ少々入れて終わり！

水を入れないでトマトから出る水分で煮る。安くて、毎日食べても飽きない。トマトで煮ているので、胸やけしない。そして、十分カルシウムが取れる。男性にはもってこいの料理である。

トマト汁に、うどんやスパゲッティーをからめると、美味しくなる。一味とうがらしをかけると、血管を柔かくする作用がある。まさに、食材は薬である。

血栓を抑え、血管を柔かくすることで、血管破裂がさけられる。一石二鳥の料理である。

梅雨時は気圧神経痛の痛みが出てくる

梅雨時は湿度が高くなる。気圧神経痛の出る人が多い。

「痛み」の特徴として、

- 横になっても坐ってもいられないほど痛い。
- 薬を飲んでも、効果が出ない。薬の量を増やす。体がふらつく。胃も痛くなってしまう。
- 痛みが強く、熟睡できない。気圧神経痛を出すことによって、他の内臓を傷めてしまう。薬によって、胃腸に負担をかけてしまう。そこで、下痢、便秘を引き起こす原因となる。

気圧神経痛に一度かかると、雨が降る前から体調に重だるさが出てしまう。イライラしている半日から一日で雨が降り出す。そうすると、腰、膝、肩に痛みが強くなる。歩くことが難しい痛みが襲ってくる。

特に、女性に出やすい痛みである。あまりの痛さに耐えられなくなる。病院で「ＭＲＩ」で調べてもらう。特に異常がないと言われる。「強い痛みがあるのに異常なしなど考えられない」と、心の怒りがわきたつ病気が気圧神経痛である。

女性が前更年期障害にさしかかる頃から、症状が出やすい。

個人差はあるが、受験勉強で机の前に坐って、長時間固まった姿勢で毎日過ごす人にも強い頭痛と肩コリ、歯の痛みとして出やすい気圧神経痛がある。

特徴は頭痛薬が効かない。少し痛みが和らぐ程度でしかない。

実は、気圧神経痛の人は多いが、放置状態にある。

その理由は？

雨があがり、太陽が顔を覗かせる。あんなに「痛い、痛い、痛い」で食事も喉を通らなかったのに、嘘のように痛みがどこかに飛んで行ってしまう。病院に行くつもりだったが、やめてしまう。放置をくり返す病気である。

気圧神経痛は食事で改善しよう

気圧神経痛に心あたりがある人は、毎日の食事で改善しよう。半年から一年、食事を改善すると少しは良くなる。

(1)体がむくまないようにする

菓子パン、スナック菓子はやめよう。炭水化物、御飯、ラーメンを減らそう。炭水化物が多くなると体はむくみやすくなる。雨が降ると体が重く感じてしまう。

(2)血流が良くなる食事を心がける

●ニンジンはオリーブ油で炒める。

塩、コショウ、レモン汁で食べる。

●ニンジンの次はニラを炒める。

味つけは、しょう油とミリンで食べる。

●血液を増やす、レンコンを炒める。

味つけは、甘酢味がレンコンに合う。

(3)根菜を使った料理は、体を温めてくれる。むくみが改善される

魚を煮る時に、根菜のカブラを煮る。やわらかく癖がないので食べやすい。目安は頭の中で想像して料理をしよう。

体の細胞がむくまないようになる。毛細血管の通りが良くなる。雨が降りそうになっても、体の血管にむくみが出ていない限り、気圧神経痛の痛みは、以前よりやわらぐ。

そうすれば会社に行けたり、または家事もできるようになる。意味もなく、夫や子供に辛く当たることが減る。家庭が平和になる。

明日、晴れると痛みは消える

湿度が高い日が二〜三日続く。

手術した所や交通事故で骨折または強い打撲をした後は、気圧変化で傷跡が数年間傷み続ける。

年々痛みは弱くなるが、顔などの繊細な所は、数十年痛みが残ってしまうことがある。だが、天気が良くなると、嘘のようにとれる。

子供の頃に骨折などすると、大人になっても骨折場所に違和感を残してしまうことがある。

それは骨折した場所は、骨がやや太くなって完治するからである。太くなった骨折場所は、気圧変化で神経を圧迫するために違和感を出してくると考えられる。

天気が良くなる、湿度が下がる、古傷の痛みも、違和感もとれる。

七月

大人の夏は要注意

家族の一員として、手伝いで「働くこと」を身につけさせる

白い雲と青い空、朝顔が風にゆれ、風鈴の音色が響く。ランドセルを背負って、両手に「スリッパと運動靴」をかかえ、帰宅している姿を見た。そうか！　明日から夏休みなんんだあ〜。

大人も一カ月、少々夏休みが欲しい。僕の経済力では、一カ月は休めない。僕が子供だった夏休みは、ずっと勉強漬けだった。そのことを思い出した。休みなんか、なくてもよい。勉強しなくていい。今は幸せと思えた一瞬がそこにあった。

夏休みに入ったら「ラジオ体操」をする朝六時三〇分頃。

①朝食前の二〇分〜三〇分間を宿題ととり組む。そして、朝食。食後は血糖が上がる。お腹に血液が集まり眠くなる。勉強に集中できない。遊んだり、朝

寝をさせたり自由にさせる。
②昼食前の二〇分～三〇分間、宿題をさせよう。昼食が終わったら自由にさせる。
③午後五時から夕食の買物に行く。母親の荷物を持ってもらう。
「人を助ける教育をしよう！」

母親が夕食を作っている間、二〇分～三〇分で宿題をしよう。

「玄関、窓ふき、トイレのお掃除」を一五分毎日手伝ってもらおう。
●学童期に親を助ける教育ができていると、子供が成長した後も親を気づかうことができるようになる。先を見据《みす》えた人間形成は、学童期にしっかりしておく。特に、夏休み中にしてもらおう。
●今、高学歴者が会社に入っても「同僚と上司」の人間関係で悩み、「会社を辞める」「うつ病」になる二つのケースが多く出ている。

夏休みに子供のしたいことだけをやらせないで下さい。家族の一員として、お手伝いで「働くこと」を身につけさせて欲しい。学童期の一〇歳までの脳は未完成である。勉強も、お手伝いも、飽きないように「一五分～二〇分間」してもらい、朝、昼、夕方の三回に分けよう。

多くの体験こそ、人を育てる

一一歳～一二歳「五～六年生」になると、四五分間の勉強、お手伝いに耐えられるようになる。七月に入ったら自由研究をしていこう。

例えば、七月一日野菜の種を買う。「赤い小さなカブラ」別名「はつかカブラ」の種は、スーパーの花売場に売っている。

①土の上に種をまく。上から水をひたひたにかける。

②三日後に種は割れ、五日目に芽を吹く。

③芽が吹いたら周りの土を少しかけてあげる。
④葉がしっかりしてくる二週間目、三週間目、苗と苗の間に空間を作るために「間引《まび》き」をする。指先で葉をつまみ、抜くことを「間引き」と言う。一カ月過ぎると根に赤い色がついてくる。八月の夏休みが終わる頃には収穫できる。自由研究を終わることができる。

子供の時に、育てる体験をすることにより、自然に理科に強くなる。そのきっかけが生まれる。体験をしたことは一生の記憶として、脳に保管される。多くの体験こそ、その人を育てると言っても過言ではない。

幅広く知恵を高める生活環境を作るのが、親の役目である。体験学習が多くある子供は、話題が自然と豊富になっていく。それが「会話」を高めることにつながる。魅力ある人間に仕上がる。社会の一員になった時リーダーシップが取れるようになる。

スマートフォン、テレビゲームだけで育てると、人の痛みもわからず、人間として欠落者に仕上がってしまう。

暑い夏休みは「人を育てるためにある」と思って欲しい。

身長が伸びている時は食べる、食べる、食べる

学童が真黒に日焼けして、目の白さが可愛い。あれれ！　少し身長が伸びたね!!　同じところに住んでいる子供が階段から降りてきた。あれ〜！「大きくなったね!!」と声をかける。子供は、うなずいた。本人も大きくなったことを知っているんだ。それは、そうだろう。ズボンが短くなっていたりするからね。

骨が急に伸びると、周りの筋肉が急に引っぱられる。急激に伸びる時、「体がダルい」「眠くて眠くてしょうがない」という症状が出る。人によっては、体中が痛みにおそわれる。「横になって、二〜三週間で収まる」。親が「グダグダする

な」と叱る。急に身長が伸びる時は、本人もどうしようもない症状にとまどう。叱る前に「身長が伸びているのかもしれない」と思ってあげよう。子供の変化にいち早く気づき、子供の心を落ちつかせるのが、親の役割と思って欲しい。

中学生では、部活動に行けないぐらい体に痛みを出す子もいる。病院に連れていくが、異常が見つからない。そんな時、二～三週間安静にさせる。

食事を工夫しよう。筋肉になる「鶏肉、牛肉、豚肉、ハム」等を毎日食べさせよう。骨になるカルシウム源「ピーマン、里芋、カンピョウ、牛乳、チーズ」などを肉に合わせて多く食べさせよう。

急激に身長が伸びる子、ゆるやかに伸びる子との差は遺伝子で異なる。ゆるやかに伸びる子でも眠気、ダルさは出る。痛みはほとんどない。

身長が急に伸びる時の症状はほとんど知られていない。

親戚の中学生の男子。学校の帰りに寄った友達三人連れで、自転車で来た。机の上に菓子皿を置き、飲み物を取りに台所に行って帰ると……、菓子皿は空っぽ。台所に次の菓子を見つけに行った。アンパンがあった。置いてお茶を取りに行って帰ると、もう空っぽであった。三往復した記憶がある。

身長が伸びている時は、食べる、食べる、食べるのである。

寝たきり、車椅子にならないために

六五歳を過ぎると、子供の成長とは異なる。身長が少し縮み始める。注意して栄養バランスを考えよう。

前項でも説明したが、大人はチーズまたは牛乳でカルシウムを取ると、血管の詰まる心配がある。「脳梗塞、高脂血症、くも膜下出血……」など血液の流れが悪くなる病気が出る恐れがある。

大人のカルシウムの取り方は、野菜からとることを心がけてみよう。
ピーマン、里芋、カンピョウなどカルシウムが多く含まれる食材を作ってみよう。

体全体が縮む時から、骨が折れやすくなる。
「寝たきり老人になると骨、筋肉が弱くなる」「車椅子生活で不便になる」原因は、暑いから外へ出たがらないために、筋肉が低下することにある。六五歳前後の夏は要注意である。

●朝顔やゴーヤ、トマトなどを植える。野菜の水やりをする。少しでも歩く必要ができる生活環境にしてみよう。

●食生活を改善しよう。筋肉ができる心がけをしよう。

・鶏肉→筋肉に必要な栄養
・キノコ→免疫力を高める効果、風邪、肺炎の予防
・里芋、ピーマン、カンピョウ→カルシウムをとり、骨折を防ぐ効果

・小魚、大根おろしとなめこ→カルシウムをとりつつ免疫を高める。大根おろしはおろしてから三十分以内、癌予防食である。
・夏野菜、なす→なすを薄く切る。塩を少しふってなすをもみこむ。しんなりしたらなすを絞る。そのまま食べる。癌予防食

「食、運動、睡眠」を上手にしよう

食材は病気を防ぐ薬と考えると良い!!

例えば、入院した時に点滴注射をするが、口から食べる「おかゆさん」には負ける。口から入る食材は、それほど回復力が強い。

六五歳を過ぎる頃から体が縮みやすくなるのは病気になるサインと思って「食、運動、睡眠」を上手にしよう。好きなものだけ食べて暮らすと、ある日、腰が曲

がってくる。
すると内臓の働きが悪くなり、便秘で腹が痛くなる。強い便秘は痛みが強い。
病気になる前に食の見直しをしよう。
独り暮らしの高齢者の方は、熱中症で朝、亡くなっていることがある。
●眠る前に涼しくなるエアコンをかける。
●眠る前に水を飲む。
「約二〇〇ccコップ一杯の水」は血液が濃くならないための注意である。

子供と大人の身長メモをとってみよう

二〇二〇年の身長を測るメモ

二〇二一年の身長を測るメモ

●自分の成長度（子供）が早くなっているか、遅くなっているかわかりやすい。
●大人であるなら（六五歳以上）自分の老いが始まっているかどうか知ることができる。老いが始まると身長が縮んでくる。

その日の体調を簡単に知るには日記が便利

二年間を通して、昨年は、そうだなあ、大変だった、とか思い出せるその瞬間があるかないかで、アルツハイマーの進み方もわかる。自分の体と心を安心させられる。

高齢者の方は、「趣味で毎日少しだけ日記を書くこと」を始めよう。

●認知症予防になる。
●日記を書くと、その日の体調がその場でわかる。熱のある日は、書く字が乱れる。「ま」「す」「あ」等、曲がる箇所がある字が崩れてくる。

●軽い脳梗塞を、眠っている時に起こすと、日記の字はふるえてしまう。「は」「ぎ」とかギザギザの字になってくる。

その日の体調を簡単に知るには、日記が便利。家族の人達が字の崩れと乱れに気づいてあげると、早く病院に連れていく目安になる。

●脳梗塞が起こったとしても早ければ早いほど治療で命を救うことが可能になる。

●日常での知識の積み重ねが、「子供、夫、両親」大切な家族を守ってあげられる。

八月

熱中症・事故を防いで暑さを乗り切ろう

一生、事故から身を守るしつけをする

八月は暑い、大人は楽しみが少なく、責任だけが重くのしかかる。水難事故、交通事故、その他の怪我から守ってあげる必要がある。子供の夏休みは、いっときも目が離せない大変さが大きくのしかかる。

子供が五歳から八歳にかけての頃は、親と兄弟と祖父母としたことの記憶が鮮明に残る年齢。「三つ子の魂《たましい》、百まで」という言葉があるように、五歳児から八歳児の体験が人生ベースになる大切な時期である。

医学上、四歳頃からはっきりした記憶が刻まれるとされている。個人差がある。だから、五歳児から八歳児とさせてもらった。

八歳児から一二歳児にかけては、体験記憶を多くさせよう。体験によって、失敗と成功を味わってもらいたい！

料理を家庭で教える最高のチャンスである。「火を使っている時は、その場を離れると危険になる」ことを教える。「子供の時のしつけ」は一生の財産になるのだ。

一生、事故から身を守るしつけをするのが夏休みの時である。火をつける前に材料を全部そろえる。何と何とが必要か？　考える力を身につけさせる。

子供の頃から前思春期一三〜一五歳、そして思春期一六〜一八歳になる。時に、ひとり暮らしを留学で体験するかもしれない。それに備えて、火の扱いを徹底的に教える。

大人になった時に不注意の火災は起こらないですむ。先を見すえた教育は、八月の夏休みが一番良い。人として、使える人間に仕立てあげる目的を持とう。

勉強ができた人が間違いを犯して逮捕されることがテレビで流れる。教育の間違い「勉強ができて、一流校に入れば良い」と考えている親は少なくない。

親がいなくなっても生きていけるように生活を教える

教育とは、難しくはない。親子で映画館へ行く。帰りに、夕食を共にとる。「今日は、お金をいっぱい使った」だから、ラーメン、うどんで夕食をすませる。節約したことで、来週遊園地へ行けるかも……。親が節約を教える。生活の工夫を身につけさせる。

親がいなくなっても、生きていけるように生活を教えるのが、夏休みの目標になると良いと思う。

キャンプをしたり、動物園、植物園、ゴルフ練習場、テニスコート……危なくない内容のものを、土曜、日曜で体験させよう。親は毎日、八月中に日記をつけて下さい。

子供が何をした時に、多くの質問をしたのかを記録しよう。八月の記録を見て、興味を一番持ったことを習わせる。才能の開花になることが期待できる。

　来年も八月に子供の記録日記をつけよう!!　成長と共に、興味を示したことを新たに習わせる。そこで、どちらを続けるか半年後に決める。経済的に許せるならば、二つ習わせる。


　親が期待をかけ過ぎることで、子供は親の期待に答えようとして心身症を引き起こし、能力を出せずに潰れてしまうことがある。「暴力でやらせようとする」と子供は心身症を起こす。もちろん言葉の「暴言」である。馬鹿だ!!　何度言ったらわかるんだ!!　などと親が言う。

　子供は精神的に萎縮してしまい、できることができなくなる。部活動の監督が暴力、暴言を吐く。子供達は、心身症を引き起こし体調が悪化する。また、不登校になることも珍しくない。

　八月の夏休みは、人間作りが基本である。人を思いやれる人間作り。家庭の手伝いを気持ち良くやれるようにする。
親が老人になった時に、優しくしてもらえるのかどうかは、家庭の手伝いを通して、教えていこう。

恋をして笑って家族をつくれるように育ててほしい

記憶が残される五歳~八歳を中心に、家族で楽しい集まりをしよう。一〇歳の学童期（小学四年生）から一二歳頃までに、大人の脳と同じ重量になるくらいに脳は成長する。一〇歳の学童期に入ると、少々ではあるが、親に叱られても「自分がいけないんだ!!」と反省できるようになる。できたら叱らないで、優しく子供が理解するまで説明して欲しい。

僕は芝犬の親馬鹿である。悪いことをしても叱らず、叩くこともなく育てた。

今一一歳。冷蔵庫から冷えた水を注ぐ。教えなくてもほっぺたにキスをする。娘（芝犬）が「ありがとう」と言ってくる。犬でも愛情を注いで育てると感情の豊かさを見せてくれる。ましてや、人間の子供達だったら、どんなに才能を見せてくれるんだろうと、心の中でつぶやく。

子供は叩いたりして育てるものではない。ひとつ叩くたびに、子供は親が怖くって本音を言えなくなる。才能表現できなくなる。

自分を表現できないで社会人に成長した。会社で同僚、そして上司とのコミュニケーションがうまくとれない。会社を辞めた。次の会社に入社が決まるが、同じである。人間関係でつまずいて会社を辞める。何度も再チャレンジするが、自分の居場所がない。そこで、自分で自分は駄目人間だと決めつける。

現在、引きこもりの大人は六〇万人とも言われている。親の年金を頼りに暮らしている引きこもりの人、親が死亡後にひとりで栄養不足で餓死する人がいる。

自分の子供が恋をして、笑って家族を作れるように育てて欲しい。心が満たされる、自分なりに頑張れる毎日。それが大きな道につながる。

人と自分とを比べると、足を踏みはずす。いつも自分に自信をもって生きることが幸せにつながる。

夏休み中は、人間を育てる場である。すなわち、「人間形成」の場である。多くの体験をした子供。夏休みが終わる頃、子供の顔が少年、少女の大人びた顔になっている。

親として誇らしい気分になるに違いない。そんな感情が幸せということだろう。

子供の睡眠不足に注意

親が共稼ぎであっても六歳児～八歳児に対しては、夜八時には寝かせるよう努力しよう。

八歳児～一二歳児（学童期）になると九時が目安である。眠っている時に脳から成長ホルモンが正しく出るように、親が生活努力をしてあげよう。

子供が怖がることをして育てると、脳にストレスがかかり、寝床に入ってもビクビクして脳の緊張がほぐれない。寝つきが悪く「寝小便」をするようになったりする。一回～二回は良いが、それが続くようであれば、子供にかかっている「ストレス」＝「怖いこと」を取ってあげる必要がある。

ストレスを取り除くと、寝ている時に、正常に成長ホルモンが排出される。正常に身長が伸びていく。それだけではない。勉強そしてスポーツする集中力が養われてくる。

僕なんか、父が外科医であるがために、勉強が嫌いなのに、勉強漬けの学童期だった。だから身長が伸びなかったのかもしれない？

心の中でつぶやくコンプレックスを作っていた。娘（芝犬）のレナちゃんが毎日、お父さん！　お父さん！　と言ってくれるからコンプレックスは消え、これで良いんだと思えているが、何十年もコンプレックスを抱えていた点は辛かった。

子供を事故から守ろう

●水の事故「プール、海、池など」

プールサイドや海岸でスマートフォンを見ている親がいる。子供が波にさらわれていても見ていない。

●交通事故

信号が変わる交差点、自転車にまたがりスマートフォンを見ている。もしも車が交差点に入ってきても逃げられないではないか！

スマートフォンが一般に流通していない時は、当たり前の注意はしなくてよかった。しかし現代は違う。無神経の親が多すぎる。死なせなくてよい子供の命を失う。スマートフォンを覗いていて、失われなくてよい命を落とすことが起こっている。

今年の夏休みを簡単にメモしよう。

二〇二〇年の夏休み

二〇二一年の夏休み

二年間の記録をして、次の世代の子供に渡してあげよう。子供が結婚する時渡す。親は、苦労して、自分を育ててくれたのだと感動する。

子供の反抗期に見せてあげると、どんな言葉よりも効く。その場では、親に向かって「うるさい」等と、暴言を吐くが、心の中では「しっかりしよう」と反省している。

親の心は、直接子に伝わる

家庭内暴力になるのは、親が強sい期待の重圧をかけて育てている。反抗期になって、今までの不満を外に吐き出す。それが、家庭内暴力の多くを占めている。

家庭内をくつろぐ場にしよう!! 子供にとっても、夫にとっても、くつろげる場所は、明日頑張れる源になっていく。

子供は、親のすることをよく見ている。親が勝手なことをすると、子供は勝手に「家出」したりして親に心配をかける。

愛情をもって育てると、子供は優しく育ち、他人から好かれる人間に成長する。

社会人になった時、職場を転々としなくて済むようになる。

愛情をもって育てるとは！
①親が笑顔でいてあげる
②叱りたい時は、子供が理解するまで話し合いをする
③子供と親が一緒に楽しめる「スポーツ、キャンプ、山歩き」等を一緒にやる。
今、間違っている育て方は、「自分の子と他人の子」とを比べている点である。

誰と誰が塾に行き出した。うちの子も塾にやらないといけない。塾が当たり前になっている。

自分の子にあった勉強とスポーツをさせるようにしよう。他人の子を見る以上に、自分の子を見てあげよう。すると、子供は勉強を頑張ろうと思うようになる。

親の心は、子供に直接伝わるようになっている。そのことを忘れないで欲しい。

高齢者の熱中症に注意する

七月はもちろん、もっとも暑い八月に熱中症で亡くならないための習慣づけをしよう。

①眠る前の習慣

水をポット（カップ）に半分ぐらい入れておく習慣をつけよう。室内温度は二一℃～二三℃に保つ。

突然、手、足にしびれを感じる。言葉が出しづらく、ろれつが回らない。こんな時は「脳梗塞」が始まったかもしれない。電話で救急車を呼ぶ。

②眠る前に、コップ一杯（一八〇cc）ぐらい水を飲もう

寝ている時、血液が濃くならないための予防である。血液が濃くなることで、血栓が集まり、脳梗塞を起こす。

血栓が血管につまり血管破裂につながる。

高齢者になると、外も室内も暑い高温であるが、そんなに暑いと感じない方も多くいる。体温調節がうまくいかなくなる。

そうした理由も加わり、知らず知らず眠っている間に、熱中症に患《かか》り、心臓停止になることもある。

水分の正しい取り方をしよう

- 眠る前に一八〇ccの水を飲む練習を七月になったらしよう。
- 起きている間は三〇分～四〇分の間に一度、大きなスプーン二杯、ふた口の水

を飲もう。

●起きている間にコップ一杯（二〇〇cc）水を飲むと、そのほとんどが尿に出てしまう。間違っている水分補給となるので気をつけよう。

●体が吸収する水分は、三〇分～四〇分の間に大きなスプーン二杯であると覚えておこう。

●起きている間は一口か二口、こまめに水分をとるのが熱中症予防になる。

注意!! 透析《とうせき》患者さんは担当医の指導に従って水分補給して下さい。

筋肉を作る肉を食べよう

七月、八月は、暑いからといって、家に閉じこもっていると、二カ月で筋肉がやせてしまう。

筋肉がやせると、転びやすくなる。

筋肉の「伸びる、縮む」力が弱くなる。足が上がっていない。そこで、転んでしまう。

筋肉を作るには、「肉を食べよう」。高齢者さんは、油が少ない肉を選んで下さい。コレステロールを上げないためである。

●鶏肉をトマト、玉ねぎ、あれば月桂樹の葉三枚で一五分煮る。そして、砂糖大さじ一杯、しょう油大さじ二杯。火を止めて、三〇分おいてからさらに火を入れて食べる。歯がない人でも鶏肉がやわらかく食べやすい。

●牛肉は、フルーツの梨汁に三〇分間つけこんだ後に「煮る、焼く」ことで肉が柔らかくなる。

●大豆を前日から水にひたしておこう。

●みそ汁に大豆を入れよう。

●大豆とトマト、牛肉でも鶏肉でも一緒に一五分~二〇分煮る。味つけは、しょう油少々、砂糖少々入れる。自分好みの味つけにしよう。

高齢者さん達にとって柔らかい肉が食べやすい。スープがおいしく食べやすい。水のかわりにトマトを四個入れ、くつくつ煮ると良い味のスープになる。

●玉ネギをスライスする。二〇分〜三〇分間水にさらした後に、レモンと塩で少し味つけする。玉ネギの嫌いな人は、レタスにくるんで食べよう。

血液がサラサラになる効果があり、脳梗塞、高血圧、糖尿病の方達は、毎日ひとくち、ふたくち食べる習慣をつけよう。

食事は、筋肉を作るのに、欠かせない。そして、血液を綺麗にすることで、多くの病気の予防になる。

高齢者さんは、野菜を食べているから、大丈夫と思っている間違いがある。

ごはん→炭水化物
じゃがいも→炭水化物
カボチャ→炭水化物

｝食べると糖に変化。余計な糖は、脂肪として体の中に蓄積する。
食べ過ぎに注意する。

体の中に、脂肪として蓄えられるだけではない。血液中に血栓を作ってしまう恐れがある。怖い脳梗塞や糖尿病になるということを覚えておくと一生助かる。

正しい食事とは

高齢者さんになると、骨折に注意が必要になります。

●大根おろしにしらすをかけて食べよう。

●玉ネギスライスにしらすをかけて食べよう。

味つけは、レモンと塩少々。血圧を上げないためには薄味に慣れよう。

●海草、わかめの酢のもの。

●イワシ、サンマなどの魚、メザシを食べるのも良い。

七、八月は、特に栄養バランスに気をつけよう。

熱中症は、水分の取り方と栄養バランスが崩れることに関連している。その点

椅子を使った筋肉強化運動

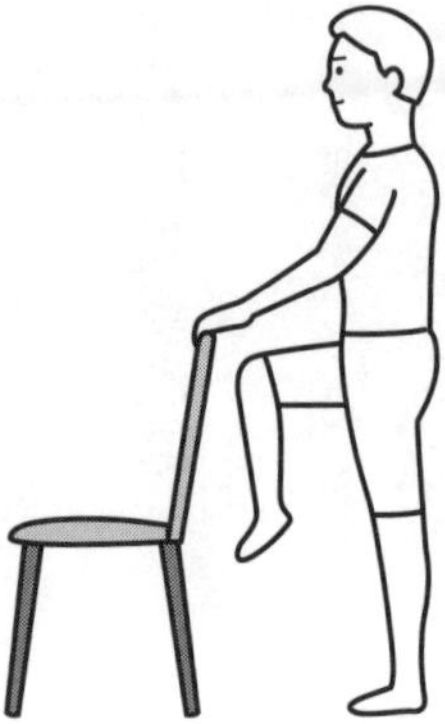
足を片方ずつ上げ、
そのあとゆっくり
腰を下げる

が崩れると、病気にかかりやすい。

歩行中のつまずきが減る筋肉強化運動

暑い八月は、室内でできる椅子を使った運動をしよう。

椅子、テーブルにつかまり、足を片方ずつ上げる。ゆっくり、腰を下げる運動。「しゃがみ込み、立ち上がる」筋肉強化を目指すことで、歩行中のつまずきが減る。

八月の運動を怠《なま》けると、秋に歩けなくなる。老いが来てしまうのだ。

九月

若返りをめざそう

球根に生物時計がある彼岸花が咲く時

残暑を残しながら涼しく、淋しげな風が吹く。夜空を見上げると月がとても美しい。草叢《くさむら》でコオロギが鳴いてくる。なぜ九月になるとコオロギが鳴くのだろう。狐花《きつねばな》、「マンジュシャゲ」とも言うが、九月一八日から九月二一日に咲く真っ赤な花がある。お彼岸に咲くから「彼岸花」とも言う。眩しいほど真赤で狐にだまされたような色合いで、まるでこの世の赤ではないようだ。どこから狐花と言うようになったんだろう。

子供の頃から「きまって九月一八日~九月二一日頃花を開かせる。別に九月一〇日だって良いのに？」と不思議に思っていた。

●狐花――球根が玉ねぎみたいになっている。球根に生物時計があり、次に咲く時刻を花が咲き終わってから二週間で決めている。

●彼岸花――球根の上に線香のように真っすぐ伸び、その上に火をつけた形で真赤な花を咲かせる。彼岸の墓参りを忘れるなと言わんばかりに咲く！

お墓参りが終わる。一週間後には彼岸花は美しさの形跡もない。その後、葉が出てくる。太陽の恵みをもらい球根に栄養を蓄える。

時計など持っていないのに、彼岸花は九月二一日に咲くことが不思議だったが、なんだ！　球根に生物時計を持っていたんだ！　狐にだまされたみたいな彼岸花。

僕の個人の感情で申し訳ないが……五月ぐらいから、秋が来るのを心待ちにしている。犬がいるので、夏は散歩も限られた時間でしかできない。早く秋が来ないかなあ～、と心待ちにしている。だから、彼岸花を見るとほっとしてしまう。

誰にも話せない、恥ずかしい、ひとりだけの秘密がある。夏は暑くって暑くってウチの犬は、腹を天上に向け「チンチンも肉球も見える」姿勢で寝ている。見るたび、クスクスと笑いがこぼれる。親馬鹿である。

前ぶれなく老いは訪れる

人は、二五歳を過ぎると、肌の衰えが始まる。木の葉が茶色になり、パラパラと散る秋。同じように、冬に備えて眠る準備をする。人も四〇歳から五〇歳になると、女性の更年期症状が始まりだす。徐々に始まる衰えは、九月がスタートになる。六〇歳代でも九〇歳代でも衰えは九月を中心に始まってくる。

昨日まで、階段を「トントントントン」と下りるのが当り前にできていたのに、突然できなくなる。驚く！「どうしたんだろう！」と心に衝撃が走る。

老いは前ぶれもなく突然やってくる。白髪が一本、二本増えていくのもショックであるが、走れていたのに急に走れなくなる。驚き、ショックで呆然としてしまう。

老いは、足の筋肉が弱まることで気づかされる。それは、膝関節の軟骨がすり減ることで起こってくる。また、骨盤のずれ、股関節が弱くなることで、立つ、坐るが苦痛になる。

歩けなくなるということは、日常生活が不便になることだ。トイレ、入浴にも苦痛を覚えていく。

九月から十月にかけて、樹々も人々も、年輪を刻む。樹々は葉を落とし、人は感じない早さで老いていく。心の隅に覚えておこう。

若返り対策にはあずきが良い

九月からはアンチエイジング（若がえり）として食材を使った食事法を試みてはいかがでしょう！

若返り効果には、あずきが良い。

●作り方＝使わなくなったポット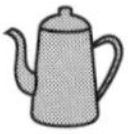に熱湯を入れ、洗ったあずきを水切りして一晩おく。朝、あずき汁ができている。あずきとその汁を入れて、ごはんを炊く。あずきごはんのでき上がり。

あずきでおしるこばかり食べると、糖尿病になる。そこで、甘くないあずきにして毎日食べられる料理の工夫が必要。

少しだけ、アンチエイジング（若返り）に興味を持つことで、老化を遅らせることができる。

更年期障害を軽くしよう

女性は、特に、三五歳～四五歳に更年期が始まる。職場の人間関係に不満が出る。けんかして会社を辞める。そんな時、更年期症状が出やすい。

三五歳～四五歳で生理の量が少なくなる。「生理が終わりに近づいているよ!!」と体が知らせてくる。

四〇歳~四五歳にかけて、もっと減る。四五歳~五二歳にかけて終わってくる。

その時が大問題。

女性ホルモンが減少することで、カルシウムが減り、骨がスカスカになる。正常な骨はカルシウムが細胞の中にいっぱいつまっている。女性ホルモンが減少して、正常ではない骨は細胞の外ワクがもろくなる。さらに高年齢になると細胞の中にカルシウムが減り、外ワクが崩れ、骨折を引き起こす。

つまり「骨粗鬆症」になる。少しつまずいただけで、自然骨折になることもある。女性の更年期障害は、骨折と関係している。

そこで、骨折を少なくする食材選びが必要になっていく。

更年期障害の症状

更年期障害が始まる。イライラして夫や子供に当たってしまう。更年期障害の症状を妻が出しているのを知らないので、傷ついた夫は、この人（妻）とは今後、やっていけないのではと思う。離婚のキッカケが始まる頃と言える。

離婚率が高いのが、更年期の始まる頃である。

女性ホルモンの減少により、自律神経が乱れて体に症状が出る。

●耳鳴り

●イライラ

●肩凝り

●うつ気分で、家事ができない

●骨折で歩けない

●めまいで歩けない

病院、クリニックは、心療内科（耳鳴り、イライラ、肩凝りは改善できる）、婦人科（女性ホルモンのアンバランスは改善できる）を受診しましょう。

受診する科を間違えると、レントゲンや血液検査で異常なしと診断されるケースが多い。

症状を放置してしまうと、だんだん症状が悪くなることがありますので、注意しましょう。

女性ホルモンの代用として大豆製品が良い

女性ホルモンの代用として大豆製品を食べると良い。さらに、若返り作用を備えているのがあずきである。

持病（糖尿病）があっても甘くないあずきごはんは良い。

食材の注意

大豆から成る納豆は脳梗塞の薬をのんでいる人は避けてほしい。大豆製品である納豆は食べてはいけない。

糖尿病の人は、野菜売場に並んでいるアボカドがいけない。アボカドは油が強く、高カロリーである。

毎日簡単に続けられる若返り法

朝、あずきまたは大豆ごはんのスイッチを入れて早歩きを始める。立ち止まっては次の運動を一～二分しよう。

①坐りかけて止まる
②坐る、立つ
③股を広げ、シコを四～五回踏む
（股関節の体操）

そして帰宅する。汗がにじむぐらいの体温であずきごはん、大豆ごはんの朝食を摂ると、カルシウムの吸収は良くなる。体が軽くなる感じを覚えると続けられる。

運動後がカルシウムは吸収されやすくなることを覚えておく。

若い人は牛乳。中高年は牛乳以外のカルシウム（里芋、ピーマン）をおすすめする。血管を詰まらせないための対策である。

更年期症状は、「食事と薬」と「夢中になれる趣味」で症状を軽くできる。中には更年期を知らず、軽く通過する人もいる。

趣味に夢中になり「楽しいなあ〜、うれしいなあ〜」と思う時間で、自律神経が正常に働いていく。更年期症状を軽くする作用がある。

子供の手をわずらわせない老後を目指す

何度も言うが「食材は薬」である。自分の症状に合う食材を食べて欲しい。腸の粘膜は、毎日排便と共にはがれ落ちて、新しい粘膜が下から上へ上がってきて栄養を吸収する。

食材選びに興味を持つと健康になれる。子供の手をわずらわせない老後を目指せる。

白髪が出てきたら「深い睡眠、食事、運動（早歩）、趣味」を本気で考えよう。老後、「車椅子になってしまうのか、普通に歩けるか」の差が出る別れ道に立っている。

野菜生活で多くの症状が改善された

更年期とは関係ないが、僕の経験を語らせていただきます。ビールを飲んだ。グラス半分で鼻血が出た。あまりにも頻繁に鼻血が出るようになったので、心の中では、「僕、死ぬのかなあ〜」と思った。

まず、血圧を下げる野菜生活を半年心がけた。大嫌いなピーマンのスライスに、酢のものを多く食べた。もちろん野菜にお酢をかけて食べた。

食べている時、こんなことで鼻血が止まるのか？　と思った。ところが忘れた頃に、見事鼻血が止まった。並行して血圧も下がった。かすみ目が減り、視界が広がった。

心がニコニコ顔になった。かすみ目のひとつに、毛細血管のつまりがある。野菜生活で改善される食事は、多くの症状を改善させる一番良い方法であると思ったのであった。

趣味が更年期を忘れさせてくれる

子供の世話になりたくない人は、夢中になる趣味を持って欲しい。

例えば……男性でも、女性でも編み物がおすすめ！です。テレビをつけて、くつろげる時間、編み物をする。

●毎日指先を使う──→脳が活性化

●毎日編み物が長くなる──→仕上がっていく喜び、脳と自律神経の乱れを調える。

●アルツハイマー認知症の予防になる。

さらにゴルフ、山登り、テニス、水泳等、個々の体力と相談して夢中になれる内容を決める。歳《とし》をとるのを忘れられる。

おしゃれも精神の若返りに良い。熊に気をつけて「山菜取り、きのこ狩り」。

夢中で坂道をふんばると股関節が鍛えられる。
趣味が更年期障害を乗り切らせてくれるというケースはたくさんある。

男性に更年期障害はあるのか!

男性は女性のように、生理が止まり始めるというような標示がない。だからこそ危ない!!

三五歳〜四〇歳〜四五歳頃に太りぎみになる。三五歳まで一週間食事を減らす努力をする。二〜三kgは軽くダイエットできた。

だが、四〇歳を過ぎると、なかなかやせられない。食べたものが、そのまま、腹の肉となってまとわりつく。代謝が悪くなるのである。血圧が高くなり、疲れやすくなる。自然に体を動かしたくない気分に陥り、そこで、もっと太ってしまう。それが糖尿病と高血圧を招く。

ちなみに、糖尿病とは、
血糖値が一五〇ぐらい……糖尿病予備軍
血糖値が一六〇以上………三回続くと糖尿病
男性の場合、家事をあまりしないので運動量が少ない。通勤と帰宅のみの歩きだけの運動しかない。
四〇代から五〇代にかけて、飲み会も多くなる。食事以外にビールでカロリーが上乗せされる。糖尿病の原因ができてしまう。
四〇歳～五〇歳……糖尿病と高血圧の悩みが出る。
五〇歳～六〇歳……脳梗塞は絶対気をつけて欲しい。
●脳梗塞で本人の体が不自由になる辛さ
●働き盛りは、子供が一番お金がかかる。高校、大学がある。
●父親が働けなくなって、大学を辞めた人達がいる。本人だけではなく、家族が進路変更することになったりする。

一家の柱である父親の皆様、食生活と運動、そして、睡眠の取り方を見直して下さい。

若々しく幸せに暮らすことの見直しを九月にしよう。九月、十月は、生物が歳をとる時期である。

樹のように、良い年輪を重ね、自分を頑丈にしていこう。

メモ欄　趣味、運動、食生活の見直しをしているか？
二〇二〇年

メモ欄　昨年より健康になったか？
二〇二一年

若返り対策は、食生活でかなり決まる!!

季節うつ病に注意！

夕暮れが早くなる。秋に発生する「季節うつ病」になる人は毎年、九月下旬から十月にかけて、やる気がなくなる。

頭の中では、「片づけをしなくてはならない」とわかっているが、体がだるく、思うように動かなくなる。日に日にたまる「片づけや仕事」を横目で見ながら暮らすうちに、手がつけられなくなる。

季節うつ病を患っていることを知らないで、暮らす人は多くいる。日照時間が安定してくる十一月、十二月には、少し気分も楽になっていくが、人によっては、十一月からうつ病が発生する。

やたら、人恋しい秋、自分には一緒に暮らす人もいない。心が空しく、生きていても、この先良いこともない、と考え、突然電車に飛びこんでしまう。計画なしに、突然の自殺。予告なしの突然の自殺は、周りが防ぐことができない。

突然自殺の多くは、季節うつ病を患っている九月、十月頃から、会社側が「やる気がないならば辞めても良いよ!!」と言われたことが原因となることは多い。

本人は、会社に行っても自分の居場所がなくて、会社を辞めざるを得なくなる。

そうこうして二カ月が過ぎ、次の仕事が決まらない。そこで、生活困難が待ち受けている。「このまま生きていても仕方ない」と突然自殺に踏みきる。

二〇代、三〇代の若者達は、自分が死んだら楽になると思っている。それは、とんでもない計算違いである。自殺した家庭に高額の請求書がくる。もし両親が払えない時は、兄弟。兄弟が払えない時はイトコまで払う義務が及ぶこともある。

電車の自殺
アパートでの灯油による焼身自殺
などで、他人の財産に対して迷惑をかけた時の自殺は、高額請求がくることを知っておこう。

季節うつ病は、気分がすぐれない症状が長く続く。すぐ自殺までにいかないが、九月、十月に始まる季節うつ病は、十一月、十二月にうつ病をさらに悪化させることもあり、そこで自殺に発展してしまうことがある。
気分の抑うつが「約一週間」で改善されない時は、まぎれもなく病気に患って
いるので専門医を訪ねよう!!

十月

日常生活に自然界の恵みを取り込もう

ちょっと出かけてみよう

愛犬の黒柴犬を連れて長野県に出かけた。緑と黄、赤、山々の谷に白色の道が通っていた。まるで、絵具をばらまいたような世界に言葉を失った。

広い芝生が広がっていた。車を止めて、犬を走らせた。山の中なのに、カンバンが立っている。

「熊とまむしに注意」のカンバンだった。急いで、車に犬を連れ込んだ。こんな美しい所なのに、全く人がいないから、変だなと少しだけ思ったが、犬のオシッコを気にしていたので、外に連れ出した。カンバンを目にして、ぞ〜っとした。

犬は何があったの？　どうして車に入るの？　と言って僕の足のアキレス腱をかじる。うちの愛犬は「水が飲みたい。ふんをしたい。おなかが空いた」時は、アキレス腱をかじって知らせる。微妙に痛い。痛いか痛くないかの噛み方をして物事を知らせる。人間の子供と同じ気持ちで育ててきている。だから、我がままで、感情の出し方が人の子と同じ。わかりやすい性格に育ってくれた。

ドライブしていると、タヌキに出会うこともある。昭和の世界が広がっていく。有名なお寺の前にある道を遠くの山に向かって走る。道端にリンゴ畑が続く。バケツにリンゴが入っていて、「どうぞ御自由にお取り下さい」の札がさしこんである。ブランドリンゴ「富士」は顔と同じ大きさである。そのバケツには一個百円の札がさし込んである。

百円のリンゴを手に取り、ドライブを続ける。食べても、食べても減らない大きなリンゴ。味はすごく美味しい。スーパーで一袋五百円で売っているリンゴとは違って、甘く水分が多いのには感動した。

これという目的のないドライブで、ソバ屋に立ち寄る。「車の中にいるので、できあがったら声をかけて下さい」と店主に言う。快くＯＫしてくれた。

犬が車にいるので五～六分で食べた。

長野のソバは香りが強く、ソバを食べた気が充分した。意味のない、のんびりした時間を過ごすことによって、大都会に帰ったら濃縮したバタバタが始まるが、何とか耐えられる。

スマートフォンでの脳疲労はボケの原因になる

現在はスマートフォンを覗き、手離せない方が多いと思う。脳中枢はスマートフォン画面情報を常に判断している。

- 脳疲労の原因は、長時間で起こる
- 子供さんは一時間と決めて使用させよう
- スマートフォンの長時間使用で、目の脇にある筋肉が収縮しすぎ、遠くを見るとかすみ目になる
- 子供さんが寝つけない、落ちつきがないのは脳疲労が原因だったりする。

スマートフォンをしばらく禁止にすると、目のかすみは少し良くなる。

十月は紅葉が美しい。紅葉を見るには、少し遠方を、全体を見る。疲れていた眼球の筋肉が伸び縮みを始める。

一日だけでは効果がないが、遠くを見ることを毎日心がけていると眼はかなり回復する。

脳疲労と眼球疲労だけではない。怖いのは、若くしてボケが始まる原因にもなりかねないということ。「若年性認知症」である。

四五歳〜五〇歳頃で認知症になると残りの人生が長く家族が大変である。独身の人が「若年性認知症」になると施設に入れない場合、生活困難者になってしまう。

人は自然を感じ、季節を感じ生物時計が正しく働いてくれる。自然体が狂うことで、全ての機能が狂う。生命維持している自律神経が乱れる。自律神経の乱れにより、「心の病」と「体の病」が発生するのである。

遠くに行かなくても可能な脳の活性化

十月になると朝霧《あさぎり》が立ちこめ、野山に白いベールがかかる。朝霧の中で、コーヒーをいただく。

その瞬間は、何ということはないが、都会に帰って仕事に着く。ある朝、バス停で朝霧が流れてゆくと懐かしい思い出がよみがえる。

そんな場面が日常で多くあると脳は活性化して、認知症予防に大きく役立つ。

遠くに行かなくても、近くの公園で「オニギリ弁当」を食べたりする。それが、後になって思い出になっている。

暑い日に涼しい風が肌をなでる。「気持ち良いなあ～」と感じる。こんな自然界の恵みをもらって、心と体が癒される。

文明が進み、二七年～三〇年前にはなかった病気が新しく出てきている。「心の病の複合症状」である。複合症状は、人それぞれ異なる出方をする。それも、いくつかのパターンがある。

●多汗症と耳鳴り、目の奥の痛み、だるさ

●朝の遅刻が目立つ。月〜金曜はゆううつで、土曜午後から日曜は元気で、日曜の夕方頃からゆううつになる。新型うつ病である。

時代の変化で病気が変わる

ケイタイ電話が一般に普及されていない三〇年前は、ケイタイ電話は、高額だった。ポケットベルが一般的だった。

人と人とが顔を見て話をしていた三〇年前！　人と人とが話すということは、脳が良い働きをする。認知症になりにくい生活環境であった。

現在は、駅の階段、ホーム、道端に立ったままスマートフォンを覗いている。

ソバ屋で画面を見ながら食べている。家に帰っても画面を見ている。寝床に入っても眠れない。当然である。脳が興奮状態になっている。眠れるわけがない。朝、起きれない病になってしまう。体が重く出社できない。今日は会社を休もう。そうしているうちに「君はクビだ」と言われ、再就職できない。こんな人達が多く出てしまっている。

スマートフォン、インターネットを覗いている長い時間で、脳疲労を起こす。ストレスで、食べても、食べてもおなかを満たせない空腹感を作り出す「過食症」が増えている。過食症は、糖尿病、高脂血症、高血圧を起こしやすい。様々な病気を引き起こす原因になる。

強いストレスは拒食症も産み出す。例えば、出逢い系サイトで知り合った相手とおつき合いを始めた。最初は幸せで楽しかった。

そのうち、相手が仕事で土、日会えない。「ゴメンナサイ!!」のメッセージがスマホに入る。相手が二股をかけていたことを街角で見てしまった。失恋と腹立たしさで食事がのどを通らなくなった。

そして点滴を病院で受けないと、立ちくらみが起こってくる。拒食症は、時として命取りにもなる。過食症を出す人もいる。それだけでは済まない。

高齢者に近づくと、真っすぐ歩けない。パーキンソン病を発症する人も珍しくない。真っすぐ歩けないだけでなく、言葉も話せなくなっていく。

日常生活に支障が出る。「脳の海馬近くの視床下部の萎縮」が関連している。

命を大切にすることは、自然の恵みに感謝して生きること

人は、季節を感じ自然に触れながら生活するようになっている。スマートフォンやインターネット等の画面に長く触れていた若い頃の生活で、脳疲労から脳萎縮を早めてしまう。

●若年性認知症を発症

●パーキンソン病を若くして発症する危険性がある

この二つについては、治すのではなく、症状の悪化をくい止める段階の薬しか開発されておらず、完全に治すのは、現在では難しい状況なのだ。

生命誕生まで一二〇〜一五〇億光年前の宇宙の爆発によって生命の元になる原子が作られている。

「ブラックホールの爆発で、宇宙に原子がかきまぜられて、生命誕生をむかえる」数億光年と言われて気が遠くなる。それだけ遠い昔からの恩恵で自分という命がここに存在する。

「命を大切にすることは、自然の恵みに感謝して生きること」かもしれない。

「僕の独り言」

僕はあまり怖いものがない性格である。ところが怖いものができた。芝犬の娘一一歳である。

一日に決まって二回叱られる。いったい僕の人生は、どうなっているのだろう。

うちの娘は言葉がわかりすぎる。さあ〜、散歩に行くよ!! と言う。玄関で坐って待っている。僕が出かける。鍵を探している。玄関から「何をしているんだ!」と言ってズボンのすそをくわえて引っぱる。「早くしろ!!」の合図である。

気が短い。帰って来る、手に荷物がある。なかなか鍵が開かない。飛び上がって来る。早く開けろと言ってくる。そんなの序の口。

階段で降りようとする。違うエレベーターがあると言って、エレベーター前に坐ってエレベーターを待っている。エレベーターのドアが開くと、さっさと乗る。

散歩で、自分の尾っポに僕の持っているバッグが時々あたる。尾っぽにバッグがあたると言ってズボンのすそをかじって知らせる。

散歩中には道の横の土手に飛び上がる。毛をとかしてくれという合図をする。毎日、決まった土手に飛び上がる。目を細めて気持良いと言う。

家に帰り、コップを洗って水を入れる。頭を三回振って、下げるポーズを取り、ありがとうと言っている。可愛い！

僕は仕事と、犬の世話とカルテ、書類の整理で毎日がくたくたになる。

帰宅中に車を止めて、行きつけのパン屋さんで焼きたてのパンを買うのが楽しみである。

テレビの前に坐って、パンの袋を開ける。うちの娘が袋に顔をつっこんで、「見せろ」と言う。僕の横にドンと坐っている。知らん顔して、食べる。横に坐って手を出してくる。パンをくれてみろと言う。美味しい、美味しい、もう少しくれてみろと手をたたいてくる。

いつだって、僕はフランスパンの外側の固い部分だ!! 中側のフワフワは全部娘に食べられてしまう。満足した娘は、寝っころがって眠っている。やれやれと思ってチーズを開ける。開ける音に反応して、飛び上がってくる。

僕の大切なチーズを横から来て、坐って、くれてみろとにらみつける。

仕方ないから、少しのかけらをあげてみる。「そうじゃない、もっと大きなかけらをくれてみろ!!」と手を上げてくる。

生まれて一度も叱ることをしないで、大きく育ったものだから、自分が犬だとの認識が全くない。僕の横で対等の権利を訴えてくる。そう育てたのは、僕だから、我がままでも仕方がないと独り言を言っている。

何も怖いものはないけれど、うちの娘がなぜか怖いのである。犬に一日、二回は叱られる。そんな人間は、他にいないと思う。もしかして、僕は天才馬鹿かもしれないと心の中で思う。

日曜日、散歩に出かけた。目覚まし時計を止めないで出かけた。散歩が終わって帰宅してドアを開けた。大きな音で時計が騒《さわ》いでいる。うちの娘が「大変だ！　大変だ」と尾っぽを振りながら、目覚まし時計に近づいて、目覚まし時計を手で叩いている。どうしても音が止まらない。今度は手で転がして叩いている。

それを見て、僕は、この娘がなぜ、怖いのか？　わかった気がする。
僕が思っている以上に、この娘は人間らしい娘なんだと思った。
人生で、ひとつぐらい怖いものがないと、努力しなくなるなあと思った。

十一月

早めの大掃除で心に余裕を

週に一時間だけ大掃除をする

「十二月に大掃除をしない」という目標を持とう。

十二月はゆったりして、ご馳走作りを楽しみにしたい。十二月に大掃除中に高い所に登って転倒する人が多い。

頭を打って、一週間後に亡くなってしまう人もいる。

骨折で車椅子生活になってしまう人もいる。

大掃除が精神的に負担になってしまう十二月！「嫌だなあ〜、手伝いたくないなあ〜」「仕事だと言って逃げ出したいなあ〜」。そんな負担を楽しい生活に変えたい。

「十一月の目標」

十一月に入ったら、週に一時間だけ、「大掃除をする」。それ以上しない！

いかに、一時間と戦うかが自分なりのテーマだ！　ぐずぐずしていたら、一時間はすぐぶっ飛んでしまう。

目標を決めた時から、時間は魔力を持つようになる。「ぶっ飛ぶ一時間」に比べて人を待つ一時間は長い。電車を待つ一時間は、時計の針に、おもりがついている時間になってしまう。


どんな嫌なことでも、一時間だけと決めると、時間が過ぎることに焦る気持ちが出る。同じ時を刻んでも、短く感じたり、長く感じたりの魔力を持っている。

「一時間内での目標」として「大掃除場所を二カ所だけと決める」。

最初に一番大変な所に絞りこもう。

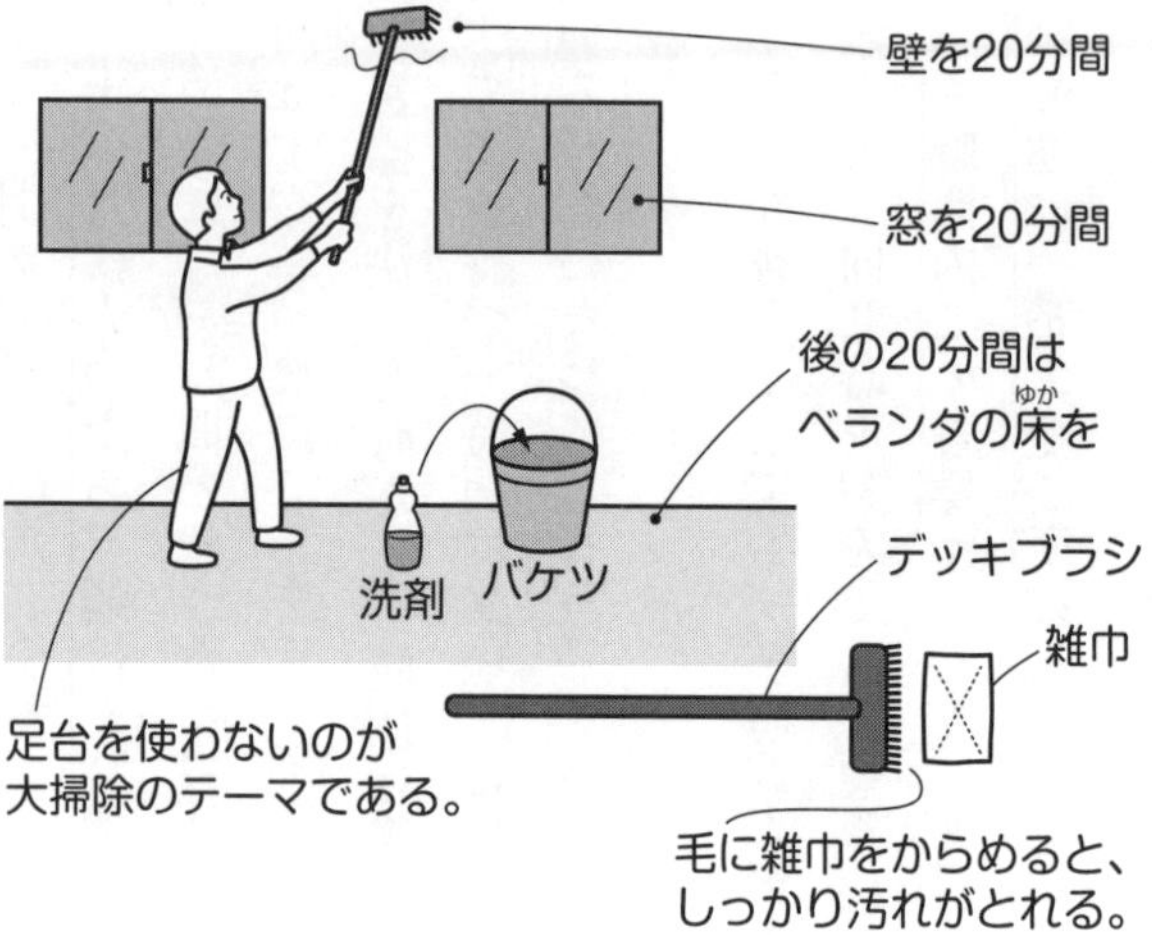
壁を20分間
窓を20分間
後の20分間は
ベランダの床《ゆか》を
洗剤
バケツ
デッキブラシ
雑巾
足台を使わないのが
大掃除のテーマである。
毛に雑巾をからめると、
しっかり汚れがとれる。

デッキブラシは強い毛がはえているのがポイント。僕は一〇〇円ショップで買った。

洗剤をひたひたに吸わせた雑巾をデッキブラシにからめる。強いタワシ毛のブラシが雑巾にくいつく。

バルコニーの排気ガスがついた壁をこすれる。雑巾が真黒になり墨汁のような水が出てくる。

全部バケツの洗剤を使い切る。

そして、最後の二〇分間で、新しい水を三度変えて壁と窓の仕上げぶきをする。

次の週の一時間で、玄関と玄関回りの

壁ふきをする。
次は、家の中で使わないものを捨てる。

精神的余裕が生まれる、十一月の大掃除

十一月、最後の週は、家の中の掃除に一時間かけよう。
●換気扇──→ベランダの時と同じデッキブラシを使う。
●風呂場──→デッキブラシに雑巾を喰いつかせると、力を入れて磨くことができる。男の掃除は、そんなもんだ！
①風呂場にカビとりをふりかける。放置二〇分間
②廃水口にパイプクリーナーを流して放置二〇分間
③換気扇を、熱い湯に洗剤を入れて、ゴム手袋で洗う　二〇分間
④次に①の風呂場、②の廃水口に水または湯を流す

十一月に大掃除の目標を達成することで、十二月が楽になる。大掃除の時、登り台、脚立《きゃたつ》はやめよう。落ちて骨折したり、頭を打ったりする。大掃除がすんでいると思うと、十一月下旬には、精神的余裕が生まれる。

室内のカビ菌は肺炎、喘息の原因になる

寒くなる季節の始まりが十一月である。室内のカビに注意する月である。

●暖房で、部屋の窓から水滴が滑り落ちる。カビの原因が、暖房と蒸気による加湿器である。

●風呂場、台所等も、水分の付着があり、カビの原因を作る場所である。

カビがはえている部屋で寝ると肺炎を起こす可能性が高い。寒いので、窓も頻繁に開けない。カビ菌の胞子が部屋に飛びかっている。大きな口を開けて眠って

いる間に、肺にカビ胞子が入り、肺炎を発生させる原因を作ってしまう。

●室内のカビ菌を吸いこむと肺炎だけでない。

●喘息になる人もいる。

●皮フ炎、アトピーを出してくる人もいる。

個人差があるが、どちらにしても、カビ菌は怖い病気を引き起こす。カビ菌を吸い込むと、最初は風邪と同じ「ゼイゼイした呼吸、鼻水も出る」という症状を出す。三週間が過ぎても治らないので風邪ではない。カビ菌を毎日吸いこんでいると治らなくなってしまう。免疫の弱い「幼い子供や高齢者」は肺炎になり亡くなるケースもある。

掃除の習慣は心の化粧に値する

たかが大掃除だが、死と直結している。十一月のひまがある三〇分～四〇分間は、掃除をして、いらない物を捨てる習慣を持つと良い。

人の心理はヘソまがり。「まあ～、掃除なら明日やろう、今度やろう」と言うが、明日も今度もやらない。

「今しかない！」と言葉に出して、一五分間の短かい時間を設定するとできるようになる。

例えば・今から家族と食事、
・今からデートに外出、
楽しい時間の前に、ゴム手袋をして、ゴミ出し、窓ふき、テーブルふき。これらは一五分間でできる。

自己満足かもしれないが、出かけた先で、余裕が出る。穏やかな顔になっている。デートの相手に好印象を与えたことになる。

掃除の習慣を身につけることは、人の印象を良くする、心の化粧に値する。

二〇二〇年十一月　大掃除メモ欄

二〇二一年十一月　大掃除メモ欄

来年の十一月に、どんなメモが思い出になっているのだろう。

十二月

自分で幸せの扉を開ける

危険の多い十二月を楽しい月にしよう

クリスマス、そして大晦日《みそか》。個人、個人の楽しみがある季節である。気持ちが浮き浮きして、周りが見えていない人達で一杯である。

世の中には、クリスマスの誘いがない人もいる。人の幸せが面白くない、人の幸せをぶち壊すことを目的とした「テロ事件」を企てる人達がいる。

「日々が面白くない、面白くない」と思って暮らしている人が、あまりにも増えている。

現代は、スマートフォンでサイトを見て、人とめぐり逢うことが多い。昨日まで知り合いではなかった人と何かを始めるのだから怖いことが起こる。感情交流が十分できていない。相手と急に接近して待ち合わせして、お金を要求される。

「結婚詐欺《さぎ》」にあったりする時代である。結婚詐欺で殺されなければ良いとするしかない。

十二月は、「テロや差別殺人」そして「詐欺」が起きる可能性が高い。そのことを知っておいて下さい。
精神異常者が一年中不満を溜めに溜めて、引き起こす行動の引き金になる。それは、人が楽しみにしているクリスマス、お正月に起こりやすい。

自分の身を自分で守ろう

人が多く集まる所で、デート、食事、映画を観る。……こんな時、サイフにポリ袋を折りたたんで入れておく。煙が立ちこめてきた。すぐ取り出して空気を入れる。口に当てて避難通路を探す。「三分〜四分間」は何とかなる可能性が高い。

僕は、犬の散歩が日常欠かせない。常にポリ袋を持ち歩いている。犬を連れていない時でも、ポリ袋を持ち歩いている。駅で気分を悪くした人に、何度も渡したことがある。

思うことは……彼と今日はデートで飲みに行くとわかっていたのだろう。ポリ袋ぐらいたしなみとして持っていて欲しい。もし僕が親だったら日常の会話で教えておくのに、と独りごとを言いながら、見知らぬ彼にポリ袋を渡してあげた。彼女の背中をさすりながら、深々と頭をさげ、お礼を言っていた。

ポリ袋は、コンビニや買物でもらう「三〇cm×四〇cm」サイズが便利だ。自分の顔がすっぽり入るサイズがありがたい。

意外と、日常生活で持ち歩いていると、本人は被害にあわない「お守り」になる。

悪戦苦闘すると生活の知恵がついてくる

僕にも大失敗がある。仕事に追われ、待たせた犬を慌てて連れ出す。そんな時に限って、ポリ袋の入った小銭入れを持って来ていない。道路の真ん中でしゃがんだ。「あっ、いけない！」大糞《ぐそ》をしてくれた。困ったなあ～、困ったなあ～。慌てて、ズボンのポケットからティッシュペーパーを取り出す。これぐらいでは大糞を取りきれない。困ったなあ～、困ったなあ～。

ちょうど良い所に目が行った。道路を風に乗ってポリ袋がヒラヒラ飛んでいる。それを追いかけ、ポリ袋を捕まえた。風が運んでくれたポリ袋が本当にありがたかった。天から見ている人がいるタイミングに腰が抜けた。気を許すと額《ひたい》から汗が流れることをしてくれる。

日常生活で悪戦苦闘すると、知らず知らず生活の知恵がついてくる。毎日犬の散歩は、大変だと思っていたが、ある日「犬も今日も元気なら十分幸せ」と思う考えに変わった。

今では犬の散歩が嫌いではない。犬のためと思っていたが、自分の成長のためだったと悟った。他人に迷惑をかけない大失敗は自分自身が成長する。

体を温める根菜類でおかずを作っておこう

共稼ぎ生活の多い時代だから、家事ができる男性はモテモテである。

男性が料理を始めるには十二月がちょうど良い。鍋で根菜類を煮込むだけで「カレー、野菜スープ、野菜と肉の煮物」ができる。そして、十二月は根菜類「大根、ニンジン、ゴボウ、レンコン」が沢山ある時期で安く買える。

健康な食生活はサイフに優しい。

十二月は、体を温める根菜類でおかずを作ろう！　血管が急に破裂する脳梗塞等の予防になる。常に体を温めてくれる食材は、血管収縮作用がある。特に赤トウガラシ「一味」を振りかけて仕上げることで、血管収縮作用になる。

毎朝のみそ汁に少し「一味とうがらし」を入れる。脳梗塞予防になる。僕よりも皆様の方が料理に詳しいに決まっている。なのに、料理の話題を取り上げたのには理由がある。

十二月は絶えまなく「サイレンを鳴らして走る車」が多くなる。「脳梗塞、心臓病」が多く、温度差で激しく変化すると体の血管収縮が対応しきれない。突然破れる。

症状の始まりは「手のしびれが始まり、言葉が出ない、舌に異変が起こる」で、助けを求めたくても動けない。言葉がしゃべれない。そうした怖い目に会わないためには、毎日の食材に注目して欲しい、という願いがある。

病気の予防だけではない。帰宅して疲れて家に帰った。家に、作ってあるおかずがあるとホッとできる。血圧を急に上げないためには、日常の安らぎが大切である。家でゆっくり食べるのが良い。

寒い十二月に温かいスープがあると、一日の疲れがとれていくでしょう。

自分なりのほっとできる幸せ作り

精神的に安らげる「家庭料理」。

精神的に安らげる「家庭内の整理整頓」。

人がほっとできる状況作りは、血圧を安定させ、ほっとすることで、深い睡眠につながってくる。健康の一歩作りである。

具合がすぐれないと言って患者さんが来院する。問診で「毎日、掃除しますか？」「毎日、料理しますか？」と聞いてみると、しないと答える患者さんがほとんどである。

自分の必要最低限の弁当を買う、パンを買う日常生活をしておられる。自分自身がほっとする時間を家庭内で作っていない。そういう現状が見受けられる。ゴミの山で暮らしてゆううつになり、「うつ気分」「全く意欲がない」という症状が出てくる。体調がすぐれない日が続き、不眠を引き起こし、うつ病を発生してきている。

決して一人ではない

小さな幸せこそ大きな幸せに向かう糸口である。散歩道で摘《つ》んだ草花を机の上に飾る。殺風景な部屋に生き生きとした空気が流れる。草花が出すオーラである。

人間も植物も命あるすべてのものには、生命力のオーラがある。部屋の空気が頑張ろうと声をかけてくる。さっきまで犬と二人暮らしだったが、草花が入って来て三人暮らしの家になった。

「今年のクリスマスは、もう淋しくない」と思えてくる。

少しだけ整理整頓して、草花を「生け花」にする。

幸せの扉は、「自分の手で開けるしかない！」と独りごとを言っている。そんな姿を天井にくっついて、もうひとり自分が見ている。

独りで生きているつもりでも決してひとりではない。

僕の存在を作り出した祖父母、その先の先祖の遺伝子達の誰かが僕の中にいて、天井にはりついて見ている。見ているのではない。僕を守っているんだろう！見えない存在を大切にすることが、心を静める安らぎになる部屋は、もうひとりの自分と話せる四次元と、今の流れゆく三次元をつなぐ架け橋になっている気がする。

見えない力を大切にする

人が見ていても、見ていなくても、決して悪いことをしない、悪いことを考えない生き方をする。自然に風に乗って幸せが舞い込んでくる。

テレビのニュースを見ていると、若い娘さんが殺される。誰も見ていなくても、必ず悪いことをした人が捕まる。

僕の力は三％に満たないと思って生きている。見えない力を大切にして、空気中に飛びかう力をかき集めて力をもらって生きている。

人間は、強がって生きているが、実は弱い草花みたいなものだろう。「人に悪口を言われたりする」とすぐ悩んだりへこんだりする。医師という肩書きで強い印象があるが、本当は弱い。だから一歩一歩階段を登るように毎日を大切して力をつけていくしかないと思っている。

精神安定を重視し体に気をつける

ひとり暮らしの人達は、十二月は身にしみる淋しさがあるが、決してひとりではない。誰にも、もうひとりの自分がいて、天井で見守っている。

何度も言うが心の底を支えている精神安定がなくして食欲は出ない。
精神安定がなくして、深い睡眠はない。
精神安定がなくして、仕事で頑張ることはできない。

十二月は、特に精神安定を重視して、体の病気に気をつけていただきたい季節に思えてならない。

二〇二〇年メモ欄　今年のクリスマス日記

二〇二一年メモ

人と違うクリスマスだって良い！

二年が過ぎ、自分の成長がわかる少しのメモがある。保管しておきたい一生の思い出になる。老いた時に読める笑い話が多くあった方がお得である。

僕のクリスマスは、受験の夢にうなされ、汗びっしょりで目をさますことだった。皆が楽しんでいる様子を見て「人は、なぜあんなに楽しいのだろう」と思った。人の楽しみ方は僕にはフィットしなかった。

密かな楽しみは、「受験が終わった」次の休日に、長野の山に行くことだった。「機関車の運転をさせてもらい、車の免許を取る」。帰りに峠の釜飯を二～三個買って帰る。

密かに部屋で食べるのが楽しみだった。空になった釜を洗って、米をたく！

最初は大失敗。「強火でたくと釜にヒビが入る」ことを知って、ひとり遊びをしたおかげで、老いていく齢になった現在は、芝犬と楽しく遊べている。

心の淋しさは、自分がやってみたいことを少しやってみることで、少しずつ毎年、満たされていく。

人と違うクリスマスだって良い！　割り切ると、できなかったことができるようになる。

120歳まで
「悩まず」に元気に生きる方法

著　者　浅川雅晴
発行者　真船美保子
発行所　KKロングセラーズ
東京都新宿区高田馬場2-1-2　〒169-0075
電話（03）3204-5161(代)　振替　00120-7-145737
http://www.kklong.co.jp
印　刷　大日本印刷(株)
製　本　(株)難波製本

落丁・乱丁はお取り替えいたします。
※定価と発行日はカバーに表示してあります。
ISBN978-4-8454-5111-1　C0247　Printed In Japan 2020